U0294974

华西口腔医院医疗诊疗与操作常规系列丛书

口腔护理诊疗与操作常规

主　　编　赵佛容

副 主 编　毕小琴　赵晓曦

编　　者（以姓氏笔画为序）

邓立梅　左　珺　田　莉　毕小琴　朱　智　朱卓立

刘　帆　刘治清　刘漫丽　杜书芳　李晓英　李灏来

杨　晖　吴　敏　张　玲　陈　文　陈丽先　林　洁

赵佛容　赵晓曦　唐文琴　龚彩霞　鲁　喆　曾淑蓉

廖学娟　熊茂婧

主编助理　林　洁

人民卫生出版社

图书在版编目（CIP）数据

口腔护理诊疗与操作常规 / 赵佛容主编 . —北京：
人民卫生出版社，2018

（华西口腔医院医疗诊疗与操作常规系列丛书）

ISBN 978-7-117-27670-2

Ⅰ.①口… Ⅱ.①赵… Ⅲ.①口腔科学 - 护理学 - 技
术操作规程②口腔疾病 - 诊疗 - 技术操作规程 Ⅳ.
①R473.78-65 ②R78-65

中国版本图书馆 CIP 数据核字（2018）第 240881 号

人卫智网	www.ipmph.com	医学教育、学术、考试、健康， 购书智慧智能综合服务平台
人卫官网	www.pmph.com	人卫官方资讯发布平台

版权所有，侵权必究！

口腔护理诊疗与操作常规

主　　编：赵佛容
出版发行：人民卫生出版社（中继线 010-59780011）
地　　址：北京市朝阳区潘家园南里 19 号
邮　　编：100021
E - mail：pmph @ pmph.com
购书热线：010-59787592　010-59787584　010-65264830
印　　刷：廊坊一二〇六印刷厂
经　　销：新华书店
开　　本：710×1000　1/16　印张：12
字　　数：203 千字
版　　次：2018 年 11 月第 1 版　2020 年 12 月第 1 版第 4 次印刷
标准书号：ISBN 978-7-117-27670-2
定　　价：50.00 元

打击盗版举报电话：010-59787491　E-mail：WQ @ pmph.com
（凡属印装质量问题请与本社市场营销中心联系退换）

总序

四川大学华西口腔医院始建于 1907 年,是中国第一个口腔专科医院。作为中国现代口腔医学的发源地,华西口腔为中国口腔医学的发展作出了杰出贡献,培养了一大批口腔医学大师巨匠、精英栋梁和实用人才。

百余年来,四川大学华西口腔医院坚持医疗立院、人才兴院、学术强院的发展思路,在临床诊疗、人才培养、科学研究、文化传承中不断创新发展,形成了华西特色的口腔临床诊疗规范和人才培养模式,具有科学性、指导性,易于基层推广。在多年的医疗工作、临床教学、对外交流、对口支援、精准帮扶工作中,深深地感到各层次的口腔医疗机构、口腔医务工作者、口腔医学生、口腔医学研究生、口腔规培医师,以及口腔医疗管理人员等迫切需要规范性和指导性的临床诊疗书籍。为此,四川大学华西口腔医院组成专家团队,集全院之力,精心准备,认真撰写,完成了这套诊疗与操作常规系列丛书。

《华西口腔医院医疗诊疗与操作常规》系列丛书共分 17 册,包括口腔医学所有临床学科专业。本系列丛书特点:①理论结合实际,既包括基础知识,又有现代高新技术;内容编排更贴近临床应用,深入浅出的理论分析,清晰的工作流程,明确的操作步骤;②体系完整,各分册既独立成书,又交叉协同,对临床上开展多学科会诊、多专业联动也有较强的指导性;③内容周详,重点突出,文笔流畅,既能作为教材系统学习,又能作为工具书查阅,还能作为临床管理工具运用,具有非常强的可阅读性和可操作性。

　　衷心感谢主编团队以及参与本系列丛书撰写的所有同仁们！感谢人民卫生出版社在出版方面给予的大力支持！感谢所有的读者！

谨以此书献给四川大学华西口腔医院 111 周年华诞！

《华西口腔医院医疗诊疗与操作常规》总主编

2018 年 9 月于华西坝

前言

在四川大学华西口腔医院建院 110 周年之际,《华西口腔医院医疗诊疗与操作常规》系列丛书之一——《口腔护理诊疗与操作常规》即将问世。该书在传承百年华西口腔护理前辈徐宝珍老师留下的宝贵护理理论与四手操作技能的雏形之上,融合当今国际口腔科助手技能的精华,依据国内口腔护理界广大口腔护士的需要,在总主编编写思路之下,撰写了这本实用与指导性兼具的护理口袋用书,该书有如下特点:

1. 可读性　全书文字精炼、言简意赅、结构层次清晰、易读易懂。

2. 实用性　书中护理与操作常规,均是临床口腔护理工作者必备与实践需要和掌握的基础理论、操作流程与技术。书中的表格与流程图,在使用的意义上更显直观、规范和可操作性。

3. 指导性　书中将较为繁杂的文字段落编撰成流程图,将名目繁多的口腔专科材料、仪器设备的使用管理编成表格式,便于读者理解、记忆与实践。

4. 全人护理　疾病护理常规部分紧扣“以病人为中心”的理念,以护理程序为框架,突出了全人优质护理的基本内涵。

5. 传承与发扬　在传承百年华西口腔护理的基础上,参考国际口腔科助理相关技能与国家相关法律、法规,结合当今口腔医疗发展之需要,再现精准的华西口腔护理理论与技术。

该书是从事口腔临床护士工作的一本实用性极强的方便携带的指导用书;其内容与形式也适用于各大专院校口腔护理专业教师教学之用书;也可作为口腔医院管理人员的业务管理借鉴之书。

该书在编撰过程中得到了人民卫生出版社的大力协助,更得到了各编委的通力合作,在此一并致谢!

因为编者的水平有限,书中不足难免,恳请广大读者斧正。

赵佛容
2018 年 8 月

目录

第一章

口腔基础护理常规

第一节　口腔内科病人护理常规

一、牙体硬组织疾病

（一）龋病

【护理评估】

1. 健康史　全身性疾病、过敏史、家族遗传病史。

2. 口腔状况　牙齿色泽、形态、质地、稳固性，对冷、热、酸、甜的反应，以及其他主观症状。

3. 心理、社会状况　对治疗预后的关注程度、期望值等心理反应。

4. 辅助检查　温度刺激试验、X 线检查等。

【护理诊断】

1. 疼痛　与治疗中物理刺激牙本质有关。

2. 有误吞或误吸的危险　与病人体位不当或不配合有关。

【护理措施】

1. 复合树脂修复术

用物准备	护理	健康指导
1. 口腔诊疗常规用物（镊子、探针、口镜、口杯；防护用具：口罩、面罩、手套、胸巾） 2. 隔离器械：橡皮障套装	1. 调节光源，指导病人漱口 2. 色度选择：协助在自然光线下选择与患牙颜色相近的复合树脂 3. 隔离：根据牙位准备橡皮障协助安装（如需局部麻醉，	1. 告知病人治疗中可能出现牙齿轻度疼痛，如不适可举左手示意 2. 病人可能对树脂材料轻度敏感，一般治疗后2~3 天消失，如出现较

续表

用物准备	护理	健康指导
3. 窝洞预备器械:高低速手机、车针、挖器 4. 充填器械:各型树脂充填器、雕刻刀 5. 修复器械:楔子、聚酯薄膜或成形片、成形片夹 6. 调殆器械:咬合纸、抛光碟、抛光条、金刚砂针 7. 材料:盖髓剂、酸蚀剂、粘接剂、流体树脂、复合树脂材料 8. 其他:棉球、纱团、乙醇、比色板、小棉棒、光固化灯、纸巾、面镜等	遵医嘱行相应护理) 4. 窝洞预备:根据窝洞预备要求准备手机、车针协助备洞,注意牵拉口角、及时吸唾,保持术野清晰 5. 消毒:准备乙醇棉球协助窝洞消毒 6. 盖髓:深龋病人护士需准备盖髓剂,协助盖髓和流体树脂垫底 7. 酸蚀:准备酸蚀剂,协助酸蚀窝洞,并冲洗和吹干 8. 粘接:准备粘接剂协助医生窝洞粘接处理 9. 充填:准备适量的树脂和充填器械协助医生循环充填,直至填满窝洞恢复外形 10. 修整外形和调整咬合:准备打磨车针,协助修整外形和调整咬合 11. 打磨、抛光:准备抛光碟、抛光条,协助修复体打磨、抛光	明显不适,应及时回院复诊 3. 告知病人治疗后即可进食,但应避免该患牙咀嚼硬物,前牙充填病人,应少饮浓茶、可乐等,以免修复体着色,不宜进食过冷或过热的刺激性食物 4. 告知病人正确的口腔保健知识,定期进行口腔检查 5. 深龋病人应观察有无夜间疼痛,如不适及时复诊

2. 玻璃离子水门汀修复术

用物准备	护理	健康指导
1. 同复合树脂修复术用物第1~6项 2. 材料:玻璃离子水门汀1套、凡士林 3. 调拌用具:调拌纸板、塑料调拌刀、无菌巾	1. 同复合树脂修复术第1~5项 2. 调拌材料:视洞形大小调拌适量的玻璃离子水门汀。 3. 充填:准备充填器械并将调拌好的材料递于医生充填窝洞 4. 调殆:窝洞充填后未临床固化前马上初步雕刻外形及调殆 5. 涂防水剂:准备一次性毛刷蘸凡士林于修复体表面	同复合树脂修复术健康教育,另外应告知病人24小时避免咀嚼硬物

（二）非龋性疾病

1. 楔状缺损

【护理评估】

（1）健康史 全身性疾病、过敏史、家族遗传病史。

（2）口腔状况 牙本质过敏情况、牙龈退缩情况、牙颈部缺损情况。

（3）心理-社会状况 就诊心理和社会支持状况。

（4）辅助检查 X线检查，了解牙根、根尖周病变情况。

【护理诊断】

（1）知识缺乏 与缺乏正确的刷牙方法和习惯等相关知识有关。

（2）疼痛 与过敏或牙髓炎有关。

【护理措施】

用物准备	护理	健康指导
1. 同复合树脂修复术 1~6 项和第 8 项 2. 活髓牙的楔状缺损修复选择对牙髓刺激小的树脂材料	同复合树脂修复术	1. 同复合树脂修复术 2. 告知病人正确的刷牙方法，避免用力横刷，选用软毛牙刷及磨料较细的牙膏 3. 牙本质过敏疼痛者避免进食过热、过冷或酸甜的食物 4. 如出现夜间痛和疼痛加剧及时复诊

2. 牙本质过敏

【护理评估】

（1）健康史 全身性疾病、过敏史、家族遗传病史。

（2）口腔状况 酸、甜、冷、热等刺激症状，磨损、楔状缺损、牙折、龋病、牙隐裂等表现，或牙龈萎缩至牙颈部暴露。

（3）心理-社会状况 病人因牙齿酸痛不适而焦虑、烦恼。

【护理诊断】

（1）疼痛 与过敏、牙髓炎有关。

（2）知识缺乏 与缺乏正确的刷牙方法有关。

【护理措施】

牙本质过敏

用物准备	护理	健康指导
1. 口腔诊疗常规用物 2. 材料：脱敏剂、棉球、纱团、小棉棒、墨水 3. 设备：光固化灯、激光机等	1. 调节光源，指导病人漱口 2. 涂擦法：协助对患牙隔湿、吹干，用小棉棒蘸上脱敏剂反复涂擦过敏区，及时吸唾，保持术区干燥 3. 激光脱敏：清洁、隔湿、干燥牙面，用墨水标记过敏区，用准备好的激光机照射过敏区	告知病人采用正确的刷牙方法，选用防酸牙膏，避免过冷、过热、酸、甜和过硬的食物

二、牙髓病和根尖周病

（一）牙髓病

【护理评估】

1. 健康史　全身性疾病、过敏史、家族遗传病史。

2. 口腔状况　患牙色泽，对冷、热、酸、甜刺激的表现，有无自发痛、夜间痛，疼痛能否定位。

3. 辅助检查

（1）X 线检查：了解髓腔形态。

（2）牙髓电测试、温度试验：协助患牙定位。

4. 心理 - 社会状况　牙髓炎发作时病人出现难以忍受的疼痛时，特别是夜间疼痛加剧，难以入睡，病人会烦躁不安，求治心切。

【护理诊断】

1. 疼痛　与牙髓炎症有关。

2. 焦虑　与担心预后有关。

3. 知识缺乏　缺乏牙髓病治疗和自我护理的相关知识。

【护理措施】

1. 盖髓术

用物准备	护理	健康指导
1. 同复合树脂修复术第 1~3 项	同复合树脂修复术第 1 项及第 3~6 项	1. 告知病人避免用患侧咀嚼，防止暂封物脱落，影响疗效

续表

用物准备	护理	健康指导
2. 充填器械 3. 调拌套装 4. 药物:局部麻醉药物、盖髓剂、氧化锌丁香油糊剂、乙醇		2. 急性龋间接盖髓者观察 1~3 个月,慢性龋观察 3~6 个月后复诊。观察期间若出现自发痛、夜间痛即应复诊 3. 告知病人正确的口腔保健知识

2. 牙髓失活术

用物准备	护理	健康指导
1. 同复合树脂修复术第 1~3 项 2. 药物:失活剂、丁香油小棉球、氧化锌丁香油糊剂	1. 同复合树脂修复术第 1 项、第 3 项和第 4 项 2. 开髓:准备高速手机协助开髓,及时吸唾 3. 失活:准备失活剂协助牙髓失活	1. 告知病人 2 周复诊,如有不适或封药脱落,随时复诊 2. 封药后 2 小时内不能进食,封药期间避免患侧咀嚼,防止暂封物脱落 3. 告知病人正确的口腔保健知识

3. 显微镍钛根管预备术

用物准备	护理	健康指导
1. 同复合树脂修复术第 1~3 项 2. 根管预备器械:各类扩锉针、镍钛预备器械 3. 根管润滑剂 EDTA 4. 药物:1% 次氯酸钠、根管消毒药等 5. 设备:显微镜、根管治疗仪、根管测量仪 6. 其他:纸尖、牙胶尖、棉球、纱团	1. 同复合树脂修复术第 1~3 项和第 4 项 2. 准备显微镜 3. 拔髓:准备拔髓针协助拔出坏死的牙髓组织 4. 根管疏通:依次传递扩锉针于医生探查疏通根管并初测量根管长度,随时调节光源,牵拉口角、吸唾 5. 根管预备:准备镍钛预备针、EDTA、冲洗药物协助医生进行根管预备与冲洗 6. 根管长度测量:①准备根尖定位仪,连接唇钩,协助测量根管工作长度;②准备示踪尖,指导病人做 X 线片检查;③保存并记录示踪尖的长度 7. 根管封药:①准备纸尖协助干燥根管;②准备根管消毒剂协助根管封药	1. 告知病人封药的时间为 1 周,嘱按时复诊 2. 封药后 2 小时内不能进食,封药期间避免患侧咀嚼,防止暂封物脱落 3. 告知病人正确的口腔保健知识 4. 如有不适,及时复诊

4. 热牙胶根管充填术

用物准备	护理	健康指导
1. 同复合树脂修复术第 1~3 项 2. 器械：根管充填器、垂直加压器、根尺等 3. 根管冲洗药物：1%次氯酸钠等 4. 设备：超声治疗仪、测量仪、热牙胶充填仪 5. 材料：纸尖、牙胶尖、根管充填糊剂	1. 同复合树脂修复术第 1 项、第 3 项和第 4 项 2. 根管荡洗：准备超声治疗仪协助荡洗,冲洗根管并用纸尖干燥根管 3. 根管充填 （1）护士根据根管长度准备牙胶尖 （2）选择适合根管的携热头和垂直加压器 （3）准备好热牙胶充填仪协助根管充填	1. 告知病人 1 周后复诊行牙体修复,如长时间未做牙体修复,暂封物松动或者脱落产生渗漏,将影响根充效果 2. 根管治疗后牙体组织变脆,嘱病人避免用患牙咬硬物。防止牙体折裂,建议行冠修复

（二）根尖周组织疾病

【护理评估】

1. 健康史　心血管、内分泌等系统基础疾病,过敏史。

2. 口腔状况　口内有无经诊治过的患牙。患牙有无浮起感,疼痛的性质、发作和持续时间,下颌下淋巴结有无肿大。

3. 辅助检查　X 线检查可辅助诊断。

4. 心理 - 社会状况　评估病人对根尖周疾病的治疗意义、治疗方法、预后、治疗费用的了解程度。

【护理诊断】

1. 疼痛　与炎症刺激有关。

2. 知识缺乏　与根尖周炎相关知识缺乏有关。

【护理措施】

1. 脓肿切开引流

用物准备	护理	健康指导
1. 口腔诊疗常规用物 2. 麻醉药、手术刀、引流条等	1. 协助医生对患牙隔湿、消毒、麻醉 2. 协助医生脓肿切开与放置橡皮引流条	疼痛缓解后,一定按医嘱准时复诊,以保证治疗的连续性,达到治疗的最佳效果

2. 根管治疗术护理（同牙髓病护理）

3. 根尖手术

用物准备	护理	健康指导
1. 口腔诊疗常规用物 2. 根尖手术包 3. 牙体预备器械：各类手机、去骨车 4. 根管倒预备器械、根管倒充填器械 5. 药物：局部麻醉药、生理盐水 6. 根充设备：超声治疗仪 7. 充填材料：MTA、人工骨粉、人工生物膜 8. 其他：亚甲蓝染色剂、玻板、调拌刀	1. 局部麻醉护理、消毒口周 2. 翻瓣：传递手术刀、牙龈分离器或骨膜分离器协助翻瓣，暴露患牙的根尖区并及时止血 3. 骨板去骨（开窗）：传递有去骨钻的反角手机去除部分骨块 4. 囊肿摘除：传递挖匙或刮匙刮除肉芽肿或囊肿并根据医嘱留标本、及时止血 5. 根尖切除：传递安装好有去骨钻的高速手机协助切除 2~3mm 根尖，更换打磨车针修整牙根断面 6. 亚甲蓝染色：传递蘸有亚甲蓝染色剂的小棉棒行牙根断面染色后，用无菌生理盐水冲洗并及时吸唾 7. 根尖倒预备：准备超声治疗仪协助医生进行根尖倒预备，并用 MTA 粉协助充填至完全封闭根尖 8. 冲洗：准备无菌生理盐水冲洗术区，去除残余肉芽组织和充填材料并及时吸水、吸唾 9. 人工骨粉充填：遵医嘱准备适量的人工骨粉行骨缺失区充填，并准备传递骨粉抛光器进行骨面修整 10. 覆盖人工生物膜：遵医嘱准备大小合适的人工生物膜用无菌生理盐水湿润后覆盖在骨面 11. 缝合：传递持针器、缝线、缝针进行缝合	1. 手术后冰敷手术部位避免肿胀 2. 手术当天病人少说话，不吃过热、辛辣的食物，不饮酒 3. 3~5 天复诊拆线，如有特殊情况及时复诊

（赵晓曦）

三、牙周疾病

（一）龈炎

【护理评估】

1. 健康史　有无牙龈病、药物过敏史,长期服用激素、避孕药史等。

2. 口腔状况

（1）龈炎:多发生于前牙区,下颌前牙区最为显著。病损局限于游离龈和龈乳头,严重者波及附着龈。

（2）青春期龈炎:好发于青春期少年前牙唇侧的龈乳头及龈缘,牙龈肿胀呈球状突起,颜色暗红或鲜红,光亮,质地软,探诊易出血,刷牙或咬硬物时有出血,伴口臭等。

（3）妊娠期龈炎:妊娠期妇女全口牙龈缘和龈乳头充血呈鲜红色或发绀、松软而光亮,触探极易出血。吮吸或进食易出血,一般无疼痛,严重者龈缘可有溃疡和假膜形成。

3. 心理 - 社会因素　病人可因口臭、牙龈出血和红肿出现自卑、焦虑心理反应。

4. 辅助检查　X 线检查了解有无牙槽骨吸收。

【护理诊断】

1. 牙龈组织受损　与牙龈炎症有关。

2. 舒适的改变　与牙龈红肿、出血等有关。

3. 自我形象紊乱　与口臭、牙龈红肿有关。

4. 知识缺乏　与缺乏牙龈疾病及自我护理的相关知识有关。

5. 焦虑　与妊娠期龈炎病人担心影响胎儿健康有关。

【护理措施】

1. 龈上洁治术

用物准备	护理	健康指导
1. 口腔诊疗常规用物 2. 含漱用物:0.2% 氯己定含漱液 3. 洁治用物:超声波洁牙手机及龈上工作尖 1 套	1. 术前含漱:协助病人用 0.2%氯己定含漱液漱口 2. 洁治配合:传递上好洁牙尖的洁牙手柄给医生,协助牵拉口角,暴露术区视野,及时准确吸唾,保持术野清晰	1. 告知病人治疗结束后如出现牙齿冷热敏感不适,随着时间的延长会好转。如症状加重,应及时就诊

续表

用物准备	护理	健康指导
4. 抛光用物：慢速弯机头 1 个、抛光杯、抛光膏 5. 冲洗液及药物：3% 过氧化氢、0.2% 氯己定、碘甘油	3. 抛光：传递脱敏膏及上好抛光杯的慢速手机给医生进行脱敏抛光 4. 冲洗上药：传递 3% 过氧化氢、0.2% 氯己定冲洗注射器及碘甘油，协助医生冲洗牙龈缘并上药	2. 术后 24 小时内有少量渗血属正常，嘱术后当天勿进食过热食物 3. 指导病人正确刷牙，有效控制菌斑 4. 进食后注意漱口，保持口腔清洁，预防感染 5. 嘱病人 1 周后复诊

2. 龈上喷砂术

用物准备	护理	健康指导
1. 口腔诊疗常规用物 2. 喷砂用物：喷砂手柄、喷砂粉	1. 术前含漱：协助病人用 0.2% 氯己定含漱液漱口 2. 术中保护：为病人戴上护目镜，用棉卷隔湿保护病人牙龈及黏膜 3. 治疗配合：传递喷砂柄给医生，协助牵拉口角，暴露术区视野，使用强吸、弱吸吸走唾液和喷雾，保持术野清晰 4. 密切观察病人全身情况，询问有无不适	1. 指导病人正确刷牙的方法，养成良好的口腔卫生习惯 2. 建议病人少喝浓茶、戒烟或减少吸烟，养成早晚刷牙、饭后漱口的口腔卫生习惯 3. 治疗完后让病人在椅位上休息 15 分钟，观察有无不适。无不适方可离去 4. 1 周之内不吃过热、过冷的食物，定期复查

（二）牙周炎

【护理评估】

1. 健康史　有无牙龈病、药物过敏史，长期服用激素、避孕药史等。

2. 口腔状况

（1）慢性牙周炎：有牙龈炎症、牙周袋形成、牙槽骨吸收和牙齿松动四大典型症状。

（2）侵袭性牙周炎：牙周组织破坏严重，多发生于年轻人，临床症状有时与口腔卫生情况不相符。

（3）牙周脓肿：急性面容、体温升高、淋巴结肿大等。

3. 心理 - 社会因素　病人可因口臭、牙龈红肿、出血和疼痛出现自卑、焦虑、烦躁等心理反应。评估病人对牙周疾病治疗的期望值。

4. 辅助检查   X线检查了解牙槽嵴顶高度有无降低。

【护理诊断】

1. 牙周组织受损   与牙周组织炎症有关。

2. 舒适的改变   与牙齿松动、牙根暴露、牙列缺失有关。

3. 自我形象紊乱   与牙龈红肿,牙齿松动、移位、脱落,戴义齿等有关。

4. 营养失调   与牙齿松动脱落及拔牙影响进食,导致机体进食减少有关。

5. 体温过高   与炎症有关。

【护理措施】

龈下刮治术

用物准备	护理	健康指导
1. 口腔诊疗常规用物 2. 含漱用物:0.2%氯己定含漱液 3. 麻醉用物:局部麻醉或表面麻醉药物 4. 洁治用物:超声波洁牙手机及龈下工作尖一套 5. 冲洗液及药物:3%过氧化氢、0.2%氯己定、碘甘油	1. 术前含漱:协助病人用0.2%氯己定含漱液漱口 2. 术前麻醉:根据治疗部位及需要,协助医生进行局部或表面麻醉 3. 刮治配合:传递上好洁牙尖的洁牙手柄给医生,协助牵拉口角,暴露术区视野,及时准确吸唾,保持术野清晰 4. 冲洗上药:传递3%过氧化氢、0.2%氯己定冲洗注射器及碘甘油,协助医生牙周袋冲洗并上药 5. 密切观察病人全身情况,及时向医生汇报	1. 指导病人正确刷牙及使用牙线、牙缝刷,控制菌斑 2. 麻醉过后可能会有疼痛,嘱病人按医嘱服用镇痛药,缓解疼痛。 3. 术后病人休息30分钟无明显渗血方能离开 4. 术后不要反复吸吮或吐唾,以免口内负压增加,引起出血 5. 术后当日可进食温凉软食或流质饮食,不宜进食过热、过硬的食物,防止出血 6. 按医嘱服用抗生素,并观察服药后有无不良反应 7. 进食后注意漱口,保持口腔清洁,术后当天正常刷牙,预防感染 8. 嘱病人1周后复诊,刮治完成后1、3、6个月复诊

（陈 文）

四、口腔黏膜病

（一）复发性阿弗他溃疡

【护理评估】

1. 健康史 有无糖尿病、消化道疾病、眼疾、生殖器溃疡史等。有无吸烟史、戒烟史、家族史、生活习惯等。

2. 口腔状况 评估溃疡好发部位,溃疡形状（圆形或椭圆形）,"红、黄、凹、痛"的特点。溃疡发作的频率、疼痛程度,有无自限性及复发性。

3. 心理-社会状况 病人因溃疡反复发作不愈,表现出烦躁不安、焦虑、悲观等心理反应。

4. 辅助检查 行血常规、血糖、肝肾功检查,小便常规,体液免疫和细胞免疫检查。

【护理诊断】

1. 口腔黏膜异常 与黏膜的病理改变有关。

2. 疼痛 与发病情况有关。

3. 知识缺乏 缺乏疾病相关知识。

4. 营养失调 与黏膜病变,影响进食有关。

【护理措施】

用物准备	护理	健康指导
1. 口腔诊疗常规用物,无菌隔离薄膜、医用棉签、无菌纱球、消毒湿纸巾/75%消毒乙醇 2. 局部封闭注射药物、一次性5ml无菌注射器	1. 心理护理:向病人耐心解释病情,让其了解复发性阿弗他溃疡具有自限性、不传染、不恶变的特点,减轻病人的心理负担 2. 对症护理:根据溃疡的类型不同采用溃疡病损局部封闭治疗、口内湿敷治疗和口内超声雾化吸入等治疗方法 （1）口腔黏膜病损局部封闭术的护理:①告知病人局部封闭治疗的注意事项,协助病人签署知情同意书;②测量血压;③遵医嘱按比例配制封闭治疗药物;④保持口腔卫生,封闭治疗前嘱病人用复方氯己定含漱液含漱;⑤协助医生行局部封闭治疗,密切观察生命体征、神志、面色等	1. 提倡健康的生活方式,增强体质,去除可能的致病因素,纠正不良生活习惯,避免过度劳累,不酗酒,保证良好的休息和睡眠。保持良好的心情,缓解学习或工作压力。保持口腔的卫生清洁 2. 嘱勿咬或用其他方式刺激溃疡面 3. 封闭治疗结束后,嘱病人休息5~10分钟,若无不良反应方可离院,告知封闭治疗后注意事项。封闭治疗后如有不

用物准备	护理	健康指导
3. 超声雾化吸入机、一次性简易喷雾器、超声雾化吸入药物、砂轮 4. 无菌小剪刀、复方氯己定含漱液、湿敷剂(1:1的3%过氧化氢与生理盐水)	（2）口内超声雾化吸入治疗的护理：①核对医嘱、病人身份信息、病情、意识状态及雾化药药名、剂量、浓度、有效期；检查瓶身有无破损、裂痕；药液有无沉淀絮状物。②向病人解释超声雾化吸入的目的、操作方法、注意事项及配合要点，协助病人取舒适体位。③指导病人将口含嘴置于邻近病损部位，指导病人正常呼吸。每次治疗时间为20分钟 （3）口内湿敷治疗的护理：①向病人解释湿敷的目的；②用含漱液漱口；③剪取与口内黏膜病损范围大小的消毒纱布1~2层；④用湿敷剂将纱布浸湿，稍挤干，无液体滴下；⑤将浸透湿敷剂的纱布覆盖于口内黏膜病损区，持续约10~20分钟；⑥湿敷完成，取出纱布，嘱吐出唾液 3. 饮食护理：合理饮食，补充维生素及微量元素，保持大便通畅	适，及时协助医生进行对症处理 4. 雾化治疗和口内湿敷治疗结束后，了解有无不良反应，告知相关注意事项，嘱治疗结束后半小时内应避免进食或饮水，以免影响药物局部治疗的效果 5. 用药指导：指导病人正确用药，介绍药物的作用和副作用，如出现不良反应及时就医，以调整药物和药量 6. 告知病人疗程及复诊时间，并提醒其按时就诊

（二）急性疱疹性龈口炎

【护理评估】

1. 健康史　有无咳嗽、咽痛等前驱症状，有无发病的诱因。有无高血压、冠心病等基础疾病，发病前有无发热、头痛、全身乏力、肌肉酸痛等急性症状及有无用药史，患儿应评估是否流涎、拒食、烦躁不安等。

2. 口腔状况　口腔黏膜是否充血水肿，牙龈充血水肿程度，有无成簇小水疱及疱破后形成的浅表溃疡面。

3. 心理 - 社会状况　病人因口腔黏膜充血水肿，影响进食，且反复发作不愈，表现出焦虑、烦躁不安、悲观等心理反应。

4. 辅助检查

（1）非特异性疱疹病毒检查。

（2）特异性疱疹病毒检查。

【护理诊断】

1. 口腔黏膜异常 与黏膜的病理改变有关。

2. 疼痛 与疱破裂形成溃疡有关。

3. 潜在并发症 感染。

4. 知识缺乏 缺乏疱疹疾病相关知识。

5. 营养失调 与黏膜病变,影响进食有关。

【护理措施】

用物准备	护理	健康指导
1. 口腔诊疗常规用物 2. 一次性冲洗注射器、3%过氧化氢溶液、复方氯己定含漱液、生理盐水 3. 超声雾化吸入机、一次性简易喷雾器、超声雾化吸入药物、砂轮	1. 心理护理:介绍其感染性病因及该病为自限性疾病,并结合病情告知其预期治疗效果。疏导其紧张和恐惧心理,使其更好地配合治疗 2. 对症护理 (1)协助医生进行全口牙龈冲洗的治疗:准备3%过氧化氢、复方氯己定、生理盐水冲洗全口牙龈 (2)口内超声雾化吸入的护理:同复发性阿弗他溃疡 3. 口腔局部护理:保持口腔卫生,可用复方氯己定溶液含漱,防止感染 4. 饮食护理:病人患病期间多饮水。膳食均衡,以摄入足量维生素及微量元素	1. 对于未成年病人,指导家长做好病人的口腔卫生,室内保持空气清新,避免与其他婴幼儿接触;饮食均衡,注意休息 2. 向成年病人宣传防病知识,提倡健康的生活方式,保持生活规律,勿过于劳累,不酗酒,保证良好的休息和睡眠 3. 全口牙龈冲洗治疗结束后,嘱病人30分钟内避免漱口、饮水和进食,以保证药物的疗效 4. 药物应用指导:指导病人正确用药,介绍药物的作用和副作用,如出现不良反应,及时就医

（三）口腔扁平苔藓

【护理评估】

1. 健康史 有无糖尿病、高血压、消化道疾病等系统性疾病。有无皮肤、指(趾)甲、头皮、生殖器黏膜病损,病人体质、睡眠、消化等情况。

2. 口腔状况 了解是否有进食辛辣和烫食时疼痛,评估口内病损发生的部位,是否为左右对称、是否有多发的珠光白色斑纹,口腔黏膜是否充血、糜烂、溃疡、萎缩和水疱等。

3. 心理 - 社会状况 有无悲观、抑郁、失望、焦虑等心理反应。

4. 辅助检查 行血常规、血糖、肝肾功检查,小便常规,查体液免疫和细胞免疫,病理组织活检。

【护理诊断】

1. 口腔黏膜异常 与疾病的病理改变有关。

2. 疼痛 与黏膜病损有关。

3. 潜在并发症 感染。

4. 知识缺乏 缺乏口腔扁平苔藓疾病相关知识。

5. 焦虑 与疾病迁延反复及担心恶变有关。

6. 自我形象紊乱 与病损累及皮肤有关。

【护理措施】

用物准备	护理	健康指导
1. 口腔诊疗常规用物 2. 复方氯己定含漱液等消毒防腐剂或2%碳酸氢钠含漱液 3. 超声雾化吸入机、一次性简易喷雾器、超声雾化吸入药物、砂轮 4. 局部封闭注射遵医嘱准备药物、一次性5ml无菌注射器	1. 心理护理:与病人进行良好的沟通,告诉该病虽反复迁延,但是绝大多数病人预后良好,其悲观等心理反应,只会加重病情。鼓励自我身心调节,以利于缓解病情 2. 口腔局部护理:指导病人用复方氯己定溶液等消毒防腐剂或2%碳酸氢钠液等含漱 3. 对症护理 (1)口内超声雾化吸入的护理:同复发性阿弗他溃疡 (2)口腔黏膜病损局部封闭术的护理:同复发性阿弗他溃疡 4. 皮肤护理:对于伴有皮损的病人,告知其勿抓挠皮肤,防止感染	1. 提倡健康规律的生活方式,不过劳、不酗酒,保证良好的休息和睡眠 2. 指导病人膳食均衡,戒烟戒酒,避免辛辣等刺激性食物 3. 嘱病人密切观察口内病损,如出现经久不愈的糜烂或病损处增生突起,及时复诊 4. 药物应用指导:指导病人正确用药,注意观察药物的疗效和副作用,如出现不良反应及时就医,以调整药物和药量或治疗方案,并嘱病人坚持用药,定期检查血象情况 5. 告知病人因该病为口腔潜在恶性疾患,需遵医嘱定期复查

（四）灼口综合征

【护理评估】

1. 健康史 有无糖尿病、贫血病史，有无伸舌自检等不良习惯。因灼口综合征常见于围绝经期的妇女，注意询问女性病人的月经情况。有无失眠、潮热、疲乏、易怒等。

2. 口腔状况 口内是否有实质性病损如充血、糜烂、溃疡、萎缩、水疱等。排除实质性病损后，评估口内是否有明显的神经感觉异常如烧灼样疼痛、麻木感、刺痛感、味觉迟钝、钝痛不适等。

3. 心理 - 社会状况 是否有精神紧张、抑郁、焦虑、忧心忡忡等表现。

4. 辅助检查 行血常规、血糖、肝肾功检查及生物反馈治疗仪检测等。

【护理诊断】

1. 疼痛 与神经感觉异常有关。

2. 知识缺乏 缺乏灼口综合征疾病相关知识。

3. 焦虑 与恐癌心理有关。

【护理措施】

用物准备	护理	健康指导
1. 口腔诊疗常规用物 2. 其他：镜子、生物反馈仪、电极膏、电极片	1. 心理护理：与病人进行良好的沟通，耐心倾听病人主诉，讲解灼口综合征的有关知识 2. 对症护理 （1）指导病人勿对镜伸舌自检，采取放松训练和音乐疗法松弛情绪，避免过分关注自己口腔内的不适感 （2）配合医生对病人进行生物反馈治疗的检测，根据病人的情况选择不同的心理量表或压力量表，对病人进行心理评估，根据评估情况，选择不同的心理训练方式，根据训练报告，必要时可到心理专科门诊配合治疗	1. 提倡健康的生活方式，保持生活规律，不过劳累，保证良好的休息和睡眠 2. 协助医生对病人进行心理疏导，帮助其纠正不良认识，解除思想上的压力，积极调动病人的正性情绪，以良好的心态配合治疗，消除恐癌心理 3. 遵医嘱建议病人至心理专科门诊进行联合治疗 4. 药物应用指导：指导病人正确用药，注意观察药物的疗效和副作用，如出现不良反应，及时就医

（五）口腔黏膜超敏反应性疾病

【护理评估】

1. 健康史　评估全身状况，是否有药物、食物过敏史或某些环境诱发，积极寻找诱因。皮肤是否可见有红斑、丘疹，尤其是典型的靶形红斑、固定性药疹。

2. 口腔状况　口腔黏膜是否出现广泛充血、发红、水肿，有无大面积糜烂伴渗出，有无假膜，是否易出血，疼痛程度。

3. 心理 - 社会状况　是否表现出烦躁不安、焦虑、悲观等心理反应。

4. 辅助检查　排查过敏原。

【护理诊断】

1. 口腔黏膜异常　与自身免疫系统高致敏状态有关。

2. 疼痛　与黏膜病损有关。

3. 潜在并发症　感染。

4. 知识缺乏　缺乏口腔黏膜超敏反应性疾病相关知识。

5. 自我形象紊乱　与病损广泛分布有关。

6. 营养失调　由于口腔病变，影响进食。

【护理措施】

用物准备	护理	健康指导
1. 口腔诊疗常规用物 2. 0.9% 氯化钠含漱溶液 3. 超声雾化吸入机、一次性简易喷雾器、超声雾化吸入药物、砂轮	1. 心理护理：治疗前，结合病人的具体情况向病人说明预期效果，让病人了解口腔黏膜超敏反应性疾病具有自限性、不传染的特点，通过适当、长期的治疗是可以控制的，减轻病人的心理负担 2. 口腔局部护理：指导病人用 0.9% 氯化钠溶液含漱，清洁口腔，防止感染 3. 对症护理 （1）口内超声雾化吸入治疗的护理：同复发性阿弗他溃疡 （2）唇部湿敷治疗的护理：①向病人解释湿敷的目的是软化及清除坏死痂皮和假膜，增强局部用药的效果；②剪取与唇	1. 嘱病人记录生活日志，以积极排查生活中的过敏原，并尽量避免接触可疑致敏物质，避免服用可疑致敏药物及结构类似的药物 2. 保持口腔卫生 3. 提倡健康的生活方式，增强体质，不过劳、不酗酒，保证良好的休息和睡眠。同时保持良好的心情 4. 唇部湿敷治疗后，告知病人根据病情轻重程度，每日进行 3~4 次唇部湿敷治疗

续表

用物准备	护理	健康指导
4. 无菌小剪刀、复方氯己定含漱液、湿敷剂(1:1 的 3% 过氧化氢与生理盐水)	部病损范围大小的消毒纱布 2~3 层;③用湿敷剂将纱布浸湿,稍挤干,无液体滴下;④将浸透湿敷剂的纱布覆盖于唇部病损处,用棉签不断蘸取湿敷剂滴在覆盖于病损处的纱布上,使之保持湿润;⑤持续约 10~20 分钟,使痂皮浸泡至浮起,去除纱布,用消毒棉签小心卷去浮起的痂皮,然后在去除痂皮的新鲜创面上涂擦其他药物 (3)口内湿敷治疗的护理:同复发性阿弗他溃疡 4. 饮食护理:指导病人合理饮食,患病期间多饮水,避免食用致敏的食物,鼓励其进食营养丰富及富含维生素的食物 5. 皮肤护理:维护皮肤清洁,预防感染;禁止用手搔抓皮肤,避免外伤	5. 药物应用指导:指导病人停用可疑致敏药物;指导病人正确用药,告知其口内局部用药后半小时内应避免进食或饮水,以免影响药物局部治疗的效果;介绍药物的作用和副作用,告知若出现不良反应,应停用可疑药物,及时就医

(六)口腔黏膜大疱类疾病

【护理评估】

1. 健康史　有无糖尿病、高血压、胃溃疡、骨质疏松、结核病、肝炎、肿瘤等全身性疾病;皮肤、头皮及其他黏膜如鼻腔、眼、外生殖器及肛门等部位是否有起疱、糜烂等病损。

2. 口腔状况　口腔黏膜是否长期反复易起疱,是否有黏膜表层剥脱或不规则糜烂等表现;疱壁是否薄,水疱是否易于破溃,形成的糜烂面是否不易愈合等。

3. 心理 - 社会状况　是否有悲观、抑郁、失望、焦虑等心理反应。

4. 辅助检查　抽血检测大疱性疾病特异性抗体,行病理组织活检及直接免疫荧光检查。

【护理诊断】

1. 口腔黏膜异常　与疾病的病理改变有关。

2. 疼痛　与口腔黏膜病损破溃有关。

3. 潜在并发症　感染。

4. 知识缺乏　缺乏大疱性疾病的相关知识。

5. 营养失调　由于口腔病变,影响进食。

6. 焦虑　与疼痛、疾病病程长,难以痊愈有关。

【护理措施】

用物准备	护理	健康指导
1. 口腔诊疗常规用物 2. 复方氯己定含漱溶液等消毒防腐剂或2%碳酸氢钠液 3. 超声雾化吸入机、一次性简易喷雾器、超声雾化吸入药物、砂轮 4. 局部封闭注射遵医嘱准备药物、一次性5ml无菌注射器 5. 爱尔碘、纱布	1. 心理护理:与病人进行良好的沟通,告诉口腔黏膜大疱类疾病是一类自身免疫性疾病,治疗周期长,需要病人保持耐心并积极配合,以促进病情缓解 2. 口腔局部护理:复方氯己定溶液等消毒防腐剂或2%碳酸氢钠液含漱,预防感染 3. 对症护理 (1)口内超声雾化吸入治疗的护理:同复发性阿弗他溃疡 (2)口腔黏膜病损局部封闭术的护理:同复发性阿弗他溃疡 4. 皮肤护理:尽可能保持皮肤干燥。水疱直径超过2cm者,用无菌注射器进行抽液处理,使疱壁紧贴创面起保护作用,创面较大者,可用具有收敛作用的含漱液湿敷 5. 饮食护理:饮食无绝对禁忌,合理饮食,宜食用营养丰富、低盐、低脂、低糖饮食 (1)宜喝牛奶、酸奶,吃豆制品、瘦肉、蔬菜 (2)少吃甜食及油腻食品 (3)不吃油炸、坚硬、粗糙、过烫及辛辣等刺激性食物	1. 提倡健康的生活方式,保持生活规律,避免情绪暴动,不过劳、不酗酒,保证良好的休息和睡眠 2. 药物应用指导 (1)告知病人口腔黏膜大疱类疾病需要长期使用激素治疗,且大部分病人需要终身药物治疗。在使用激素前需要进行相关检查以了解全身情况及判断病情,更好的指导用药 (2)告知病人长期使用激素后可能出现各种不良的药物反应,需要服用相关辅助药物减少其副作用;应定期行血压、血常规、血脂、血糖、肝肾功、电解质、小便常规检查及胸片、骨密度检查 (3)嘱病人遵医嘱规律服药,勿擅自减量或停药,定期复查,如出现病情波动,及时复诊

(李晓英)

第二节　口腔修复科病人护理常规

一、牙体缺损

【护理评估】

1. 健康史　健康状况,有无慢性病史及药物过敏史。

2. 口腔状况　患牙的缺损原因,缺损部位,经过何种治疗,牙体牙髓、牙周状况,发音、咀嚼状况等。

3. 心理 - 社会状况　病人是否存在担忧、紧张心理;评估病人对修复体功能及美观的期望程度。

4. 辅助检查　X 线检查。

【护理诊断】

1. 牙体组织完整性受损　与牙体缺损有关。

2. 社交障碍　与前牙缺损所致发音不清、影响面容有关。

3. 恐惧　与惧怕磨牙和缺乏修复治疗的相关知识有关。

【护理措施】

1. 基牙牙体预备及印模制取

用物准备	护理	健康指导
1. 口腔诊疗常规用物 2. 牙体预备用物:各型金刚砂车针、砂石针 3. 制取印模用物:托盘、印模材料及调拌用具	1. 根据病人治疗牙位调节椅位及光源,指导病人术前漱口 2. 告知病人牙体预备的目的,消除病人紧张心理 3. 告知病人若有不适可举手示意,切勿移动或抓扯医生操作的手,以免钻针损伤口腔组织 4. 若活髓牙需做局部麻醉时,再次确定病人无药物过敏史后抽取麻醉药,供医生使用 5. 医生进行牙体组织切割时护士及时吸出唾液及冷却液。协助调节灯光,牵拉病人口角,压住舌体,用气枪吹去医生口镜上的雾气,为医生提供清晰的操作视野	1. 告知病人牙体制备及印模制取是制作修复体用以恢复牙体组织、解除社交障碍的必要治疗步骤,且操作中病人始终处于无痛状态,以缓解病人恐惧、担忧的心理状态

用物准备	护理	健康指导
4. 其他用物:排龈线、排龈器、局麻药物、注射器、75% 乙醇、碘伏、棉签、纱球、比色板、面镜	6. 医生对基牙各部位进行制备时,护士根据需要及时准备及协助更换钻针 7. 牙体预备完成,协助医生排龈、制取印模。根据需要选择合适的托盘,调拌印模材料制取印模。印模取出后,用清水冲洗,消毒后用人造石膏灌注 8. 协助病人选色、比色,并将色号记录于设计卡上 9. 根据需要进行暂时冠的制作和粘固。预约病人复诊时间 10. 清理用物,消毒备用	2. 告知病人若治疗后基牙出现明显疼痛、夜间痛应及时来院就诊 3. 告知病人勿用基牙咀嚼过硬食物以防暂时冠脱落或基牙折裂 4. 告知病人保持口腔卫生,按时复诊

2. 修复体试戴及粘固

用物准备	护理	健康指导
1. 口腔诊疗常规用物 2. 试戴用物:咬合纸、牙线、去冠器、各类砂石针及金刚砂钻针 3. 粘固用物:粘固剂及调拌用具 4. 其他用物:75% 乙醇、棉签、纱球、面镜等	1. 检查盘内备好咬合纸、牙线、纱球及核对无误的修复体。根据病人治疗牙位调节椅位及光源,指导病人术前漱口 2. 医生进行修复体试戴时,根据需要随时增添所需用物 3. 修复体试戴就位,咬合调改合适,病人满意后,准备进行粘固 4. 协助医生隔湿、消毒牙体组织。同时用 75% 乙醇清洗消毒修复体并彻底吹干 5. 遵医嘱调拌粘固剂,将调拌完成的粘固材料取适量沿修复体内冠边缘盛入,均匀涂布于各面后将其迅速递给医生戴入病人口内 6. 修复体就位后医生用手指加压或在牙殆面上垫一纱球让病人紧咬。5~8 分钟粘固剂凝结后,取出纱球,去除溢出的多余粘固剂 7. 清理用物,消毒备用	1. 告知病人前牙修复后不可用修复体撕咬食物;后牙修复后不可用修复体咀嚼过硬或黏性食物,以免损坏修复体 2. 修复体戴入后如有不适,立即到医院复诊,并遵医嘱定期复查 3. 指导病人采用正确的刷牙方法,保持良好的口腔卫生

二、牙列缺损可摘局部义齿修复

【护理评估】

1. 健康史　全身健康情况,有无全身基础性疾病病史。

2. 口腔状况　牙缺失的原因及时间,如近期有拔牙史,查看牙槽窝创口愈合情况。了解缺牙数目、部位,缺牙区间隙大小。牙缺失后久未修复者询问有无关节弹响,张口受限等颞下颌关节症状。

3. 心理 - 社会状况　评估病人对可摘局部义齿的认知情况;评估病人对可摘局部义齿功能和美观的期望值;了解病人对初戴义齿的不适感有无足够的思想准备。

4. 辅助检查　X 线检查。

【护理诊断】

1. 组织完整性受损　与牙列缺损有关。

2. 知识缺乏　与缺乏义齿修复的相关知识有关。

【护理措施】

1. 基牙牙体预备及印模制取

用物准备	护理	健康指导
1. 口腔诊疗常规用物 2. 牙体预备用物:轮形石、刃状石及各型金刚砂车针 3. 制取印模用物:托盘、印模材料及调拌器具 4. 其他用物:按需备红蜡片、酒精灯、大蜡刀、蜡刀架、雕刻刀等	1. 根据病人治疗牙位调节椅位及光源,指导病人术前漱口。向病人解释磨牙的目的,取得病人合作 2. 医生进行牙体预备时,协助选择、更换车针,牵拉口角、吸唾、压舌、暴露术区 3. 备红蜡片,点燃酒精灯,协助医生检查支托凹是否达到预备要求 4. 牙体预备完成后,选择与病人牙弓大小、形态一致的托盘制取印模 5. 调整好病人的体位及头位,使病人舒服地坐于治疗椅上。取上颌印模时,让病人坐直或微仰;取下颌印模时,让病人头稍向前倾 6. 调拌印模材料盛入托盘中递给医生放入病人口内,完成印模制取 7. 协助病人整理面容,年老体弱者应协助其缓慢下椅位;预约病人复诊时间 8. 流动水冲洗印模后进行石膏模型灌注 9. 清理更用物,分类处置	1. 告知病人维护口腔卫生的方法,保护好口内预留牙 2. 告知病人复诊的时间、次数、治疗内容,使病人及时复诊配合完成治疗

2. 确定颌位关系

用物准备	护理	健康指导
口腔诊疗常规用物:红蜡片、大蜡刀、雕刻刀、酒精灯、蜡刀架、人工牙、面镜等	1. 将已制作完成的蜡基托模型与病人口腔情况进行核对,确定无误后用水将模型浸湿 2. 点燃酒精灯,烧热蜡刀,备好红蜡片及雕刻刀。嘱病人漱口,如有旧义齿者嘱其取下放于检查盘内 3. 医生烤软蜡片在蜡基托上制作殆堤,并将其放入病人口内,趁蜡堤软时嘱病人做牙尖交错位咬合,然后取出放回模型上,按照咬合印迹对好上下颌模型 4. 如需排牙,协助选择合适的人工牙,请病人通过面镜观察人工牙的颜色、大小,满意后备用 5. 嘱病人漱口,有旧义齿者嘱其戴上,预约复诊时间 6. 清理用物,消毒备用	1. 告知病人维护口腔卫生的方法,保护好口内预留牙 2. 告知病人下次就诊的时间、治疗内容,嘱其按时复诊

3. 试戴蜡牙或整铸支架

用物准备	护理	健康指导
用物准备同上,试戴整铸支架另备,各型砂石针及金刚砂车针、咬合纸等	1. 根据病人治疗牙位调节椅位及光源,指导病人术前漱口,备好排好的蜡牙或整铸支架 2. 医生将排好人工牙的蜡基托放入病人口内进行试戴时,让病人通过面镜观看牙齿的形态、颜色、大小及位置,个别牙位置需要调整时,点燃酒精灯,烧热蜡刀供医生使用 3. 铸造支架试戴时,根据需要备齐砂石针及咬合纸,如需殆堤记录确定颌位关系者,备殆记录所需用物 4. 试戴完成,病人满意后预约复诊时间 5. 清理用物,消毒备用	1. 告知病人维护口腔卫生的方法,保护好口内余留牙 2. 告知病人复诊的时间、治疗内容,嘱其按时复诊

4. 义齿戴入

用物准备	护理	健康指导
1. 口腔诊疗常规用物:三头钳、日月钳、长鼻钳,各型砂石针、咬合纸等 2. 义齿制作不合适,需返工重做时所需用物:印模材料及调拌工具 3. 义齿需进行基托重衬或恢复咬合:备自凝牙托粉、自凝造牙粉、自凝牙托水、调拌杯、调拌刀、棉签、液状石蜡、玻璃纸等	1. 安排病人,将已完成的义齿放入检查盘内,指导病人术前漱口 2. 医生调磨义齿时,护士可用强力吸引器吸去磨除碎屑。个别卡环需要调整,按医嘱传递所需牙用钳。医生在试戴调磨过程中,及时传递咬合纸,协助更换砂石针 3. 若义齿基托与组织不密合或咬合过低,用自凝树脂通过直接法在口内重衬或恢复咬合接触时,调拌牙托粉或造牙粉。做重衬时,用棉签蘸取液状石蜡供医生涂于病人口腔黏膜需作重衬区域,待自凝树脂呈粘丝状时涂于基托组织面或需增加咬合的殆面,将义齿戴入病人口内就位 4. 如采用间接法重衬者,调拌少量印模材料置于义齿组织面,戴入病人口内,取咬合印模,在口外完成基托树脂重衬。 5. 义齿经试戴合适后,协助将义齿进行抛光、消毒后,教病人戴入口内 6. 初次戴用可摘局部义齿者,常会感到配戴困难,护士应通过面镜耐心教会病人取戴方法,直到其掌握为止 7. 清理用物,消毒备用	1. 告诉病人,初戴义齿常有异物感,但经耐心戴用1~2周后即可习惯 2. 不要强力摘戴义齿,不要用牙咬合就位,以免卡环变形或义齿折断 3. 义齿初戴后,病人黏膜出现压痛现象不要自行修改。复诊前需戴上义齿2~3小时以便医生能在口内准确地找到压痛点,进而进行修改 4. 告知病人在饭后及睡前应取下义齿刷洗干净。夜间将义齿取下放入冷水杯中,避免干放

三、牙列缺损固定义齿修复

【护理评估】

1. 健康史　全身健康状况,有无基础疾病及传染病史,药物过敏史。

2. 口腔状况　口腔卫生状况是否良好,如有牙石,应进行洁治后再修复。拔牙后伤口是否愈合,缺失牙的数目、缺失牙的部位、基牙条件等是否适合进行固定义齿修复。

3. 心理 - 社会状况　评估病人对固定义齿的认知情况及期望值;了解病人对磨除较多的牙体组织有无足够的思想准备,是否存在紧张、恐惧心理;了解病人是否具有经济承受能力。

4. 辅助检查　X 线检查。

【护理诊断】

1. 恐惧　与病人惧怕磨牙有关。

2. 咀嚼/发音功能改变　与牙列缺损有关。

3. 自我意识紊乱　期望值过高。与缺乏修复相关知识有关。

【护理措施】

1. 基牙牙体制备及印模制取

用物准备	护理	健康指导
1. 口腔诊疗常规用物 2. 牙体预备用物:各型金刚砂钻针、砂石针 3. 制取印模用物:托盘、印模材料及调拌用具 4. 蜡𬌗记录用物:红蜡片或蜡条、雕刻刀、酒精灯 5. 其他用物:排龈线、排龈器、局麻药物、注射器、75% 乙醇、碘伏、棉签、纱球、比色板、面镜	1. 根据病人治疗牙位调节椅位及光源。指导病人术前漱口 2. 告知病人医生在牙体制备时,如有不适,举手示意,切勿乱动,以免损伤黏膜组织 3. 活髓牙行牙体制备前,需注射麻醉药。注射麻醉药前,再次确认病人无过敏史,医生注射局麻药时,关注病人的反应和感受 4. 协助医生进行牙体制备。医生在切割牙体组织时,及时更换车针,吸唾,并协助牵拉口角,压住舌体,为其提供清晰的术区视野 5. 操作过程中,随时观察病人的反应,如病人感觉不适,应立即停止操作 6. 基牙制备完成后,根据基牙数量备排龈线供医生压迫龈缘,使龈组织暂时退缩,以便取得基牙颈缘预备区清晰的印模 7. 根据病人牙弓大小,选择合适的托盘,如用间接法制作暂时桥,则应多备一个工作印模托盘 8. 调拌印模材料,制取工作印模和制作暂时固定桥的印模 9. 协助医生制作和粘固暂时固定桥 10. 协助病人选色、比色,并将色号记录于设计卡上 11. 分类整理用物,消毒备用	1. 告知病人若基牙出现明显疼痛、夜间痛应及时来院就诊 2. 勿用基牙咀嚼过硬或黏性食物,以防暂时冠脱落或基牙折裂 3. 告知病人保持口腔卫生,按时复诊

2. 固定桥的试戴及粘固

用物准备	护理	健康指导
1. 口腔诊疗常规用物 2. 粘固用物：粘固剂及调拌用具 3. 其他用物：砂石针、牙线、咬合纸、75%乙醇、纱球、小棉球、去冠器、面镜	1. 核对修复体信息是否与病人一致 2. 根据病人治疗牙位，调节椅位及光源。 3. 协助医生用去冠器取下暂时桥，如基牙是活髓牙，备温水让病人漱口，以免刺激牙髓而产生疼痛 4. 医生将修复体在病人口内试戴，进行形态修整及咬合调改。协助更换砂石针，传递咬合纸、牙线等所需物品 5. 试戴完成后，待病人通过面镜查看修复体颜色、形态满意后准备粘固 6. 粘固前，协助医生进行基牙隔湿、消毒。同时用75%乙醇消毒修复体，并用气枪吹干备用 7. 护士遵医嘱调拌所需粘固材料：将调拌完成的粘固剂均匀放置于固位体内，递给医生戴入病人口内。待粘固剂凝固后，协助医生去除修复体边缘溢出的粘固剂，嘱病人漱口冲去口内碎渣 8. 协助病人整理面容。清理用物，分类处理，消毒备用	1. 前牙修复的病人不可撕咬食物，以免造成修复体折裂 2. 后牙修复的病人不可用修复体咀嚼过硬食物，以免造成瓷层崩裂 3. 告知病人注意口腔清洁，保持口腔卫生。如有不适，及时到医院复诊

四、牙列缺失全口义齿修复

【护理评估】

1. 健康史　全身健康状况，有无心血管疾病、呼吸系统疾病、糖尿病等基础性疾病。

2. 口腔状况　了解牙槽嵴情况、黏膜颜色、黏膜是否有破溃等。

3. 心理 - 社会状况　评估牙列缺失后对病人心理的影响程度；了解病人对全口义齿的认知情况及期望程度；了解病人的文化背景及个性特征及经济承受力。

4. 辅助检查　X线检查。

【护理诊断】

1. 组织完整性受损　与牙列缺失有关。

2. 社交障碍　与面容改变、发音不清有关。

3. 知识缺乏　与对全口义齿的相关知识缺乏了解有关。

【护理措施】

1. 印模制取

用物准备	护理	健康指导
1. 口腔诊疗常规用物 2. 取印模用物：印模材料、调拌器具、无牙殆托盘 3. 其他用物：酒精灯、大蜡刀、蜡刀架、红蜡片、雕刻刀	1. 引导病人上椅位，调节椅位至端坐位。全口义齿修复者多为老年人，在病人上椅位前，护士应将牙椅调至老年人易于就座的位置，对行动不便者应给予积极协助 2. 协助医生根据病人颌弓大小选择合适的托盘。若托盘边缘高度、长度不够需用蜡片添加时，点燃酒精灯，备好蜡片、大蜡刀及雕刻刀供医生使用 3. 调拌印模材料，配合医生进行取初印模的制取 4. 协助医生修改初次印模或在其灌注的石膏模型上制作适合该病人口腔情况的个别托盘，准备进行二次印模制取 5. 调拌印模材料置于个别托盘上，医生放入病人口内制取二次印模。由于二次印模与病人口腔软组织紧密贴合，边缘封闭好吸附力大，取下托盘困难时可让病人鼓气，使空气进入上颌后缘，用水枪从唇侧边缘滴水，使制取的印模易于取下 6. 用流动水冲洗二次印模后准备进行石膏模型的灌注。模型灌注完成后，制作蜡基托 7. 预约病人复诊时间，常规清理用物，消毒备用	1. 告知病人治疗流程，本次复诊的目的、治疗内容及时间 2. 告知病人勿再使用旧义齿咀嚼食物，避免口腔黏膜受伤，影响后续治疗

2. 颌位关系记录

用物准备	护理	健康指导
1. 口腔诊疗常规用物	1. 引导病人上椅位，调节椅位及头托，使病人视线与地面平行 2. 取下蜡基托，模型用水浸泡，以免制作殆堤时软化的基托蜡黏附于模型上取下困难	1. 告知病人治疗流程及本次复诊的目的、治疗内容及时间

续表

用物准备	护理	健康指导
2. 制作蜡堤所需用物：红蜡片，酒精灯、蜡刀架、大蜡刀、雕刻刀 3. 确定颌位关系用物：𬌗平面规，垂直测量尺 4. 人工牙型号样品及完成的蜡基托和模型	3. 点燃酒精灯，燃热蜡刀，供医生制作𬌗堤使用 4. 协助医生烤软蜡片卷成8~10mm直径的蜡条，按牙槽嵴形状黏着于蜡基托上，引入口中，分别制作上下颌蜡堤 5. 医生将上下颌蜡堤放入病人口中，经反复核对、检查后，在𬌗堤唇面画标志线，完成颌位记录。医生画标志线时，协助观察标志性位置是否与病人中线、口角线、唇高线和唇低线的位置一致 6. 将𬌗托从口内取出后，嘱病人漱口，根据病人面型及牙弓大小，协助医生选择人工牙，并征得病人的同意 7. 预约病人复诊时间，整理用物，消毒备用	2. 指导病人正确咬合的方法，并嘱其在治疗间隔时间内多练习，改变偏侧咀嚼或下颌前伸的习惯，为后续治疗做好准备

3. 试戴蜡牙

用物准备	护理	健康指导
1. 口腔诊疗常规用物 2. 调改蜡牙用物：红蜡片、酒精灯、蜡刀架、大蜡刀、雕刻刀 3. 其他：面镜及已排好的蜡义齿	1. 引导病人上椅位，调节光源 2. 试戴义齿前，向病人讲明试戴牙的目的及注意事项，告知病人试戴牙过程中咬合时不要用力，以免病人咬坏蜡托 3. 医生将蜡牙戴入病人口内后，检查颌位关系及外形时，协助观察病人面部的丰满度，是否自然和谐，比例是否协调，上下颌中线与面部中线是否一致，前牙颜色、大小、形态与病人面型、皮肤是否相称等 4. 若个别牙位置需要调整，点燃酒精灯、加热蜡刀备用 5. 医生校对、检查完毕，病人满意后预约复诊 6. 清理用物，消毒备用	1. 告知病人本次复诊的目的、治疗内容及重要性 2. 指导病人正确咬合的方法，并嘱其在治疗间隔时间内多练习，改变偏侧咀嚼或下颌前伸的习惯，为后续义齿使用做好准备

4. 全口义齿戴入

用物准备	护理	健康指导
1. 口腔常规用物 2. 咬合纸、面镜、各形砂石、已完成的全口义齿	1. 核对病人信息,将核对无误的义齿放入检查盘内,引导病人坐上椅位 2. 在义齿就位前,医生用砂石磨除义齿组织面触摸到的小瘤及倒凹时,用强力吸引器吸去磨除的碎屑 3. 义齿就位后医生在对义齿进行咬合调整时,根据需要提供所需用物,如咬合纸、砂石等。 4. 医生调改完成后,协助将义齿进行打磨、抛光。抛光时要用力均匀,防止义齿被弹出而折断 5. 教会病人义齿戴用方法,告知病人,如有不适勿自行调改义齿,应及时到院复诊 6. 常规清理用物,消毒备用	1. 鼓励病人克服义齿戴入后的不适感,增强使用义齿的信心 2. 告知病人避免下颌习惯性前伸或偏侧咀嚼 3. 告知病人先吃软的、小块食物,并用两侧后牙咀嚼 4. 饭后睡前应取下义齿并刷洗干净;睡觉时将义齿浸泡于冷水中。忌用热水浸泡或清洗义齿,以免义齿变形或加速老化

（鲁 喆）

第三节 口腔种植科病人护理常规

一、牙种植体植入

【护理评估】

1. 健康史 了解病人全身健康状况,药物过敏史,心血管系统疾病、凝血功能障碍、感染性疾病等。

2. 口腔情况 检查病人缺牙部位的咬合关系、口腔卫生及颞下颌关节和张口度等情况。

3. 心理 - 社会因素 对牙种植手术相关知识的了解程度;对种植义齿功能及美观的期望程度;经济条件和社会支持系统;病人的精神状态。

4. 辅助检查 全景片或 CBCT 检查。

【护理诊断】

1. 疼痛 与手术创伤有关。

2. 舒适的改变 与病人体位不当、治疗过程张口时间长有关。

3. 有感染的危险 与治疗时的有创操作有关。

4. 有误吞或误吸的危险 与病人体位和操作不当有关。

5. 焦虑与恐惧 与惧怕牙种植手术有关。

【护理措施】

牙种植体植入

用物准备	护理	健康指导
1. 无菌手术包准备：手术布包1个、外科手术器械盒1套、种植手术工具盒1套、种植弯机工具盒1套	1. 告知病人相关注意事项，并给予心理护理	1. 用药指导 （1）指导病人遵医嘱用药，以防感染
2. 种植机的准备：种植机及其配件	2. 调节手术光源：保障术区视野清晰、明亮	（2）告知病人若术后当天疼痛明显，可遵医嘱口服止痛药；轻微的隐痛或不适感则无需服用止痛药
3. 种植植入性耗材的准备：种植体、骨填充材料、骨胶原覆盖膜等	3. 术前核查：医护再次核查术区及牙位	2. 口腔护理
4. 一次性用物准备：无菌瓶镊罐、棉签、5ml冲洗注射器、一次性牙龈冲洗器、吸唾管及负压吸引管连接器、手术刀片和缝针缝线等	4. 局部麻醉：协助医生进行局部麻醉	（1）告知病人术后24小时内禁止牙刷刷头触碰术区，避免引起伤口出血
	5. 牙龈切开：传递手术刀给医生做牙龈切口，协助牵拉口角，有效吸唾	（2）用餐后可用漱口液漱口，防止食物残渣残留
	6. 翻瓣：分别传递剥离子、骨刮器给医生，协助医生翻开黏骨膜瓣暴露牙槽骨嵴	3. 饮食护理：告知病人术后2小时可适量食用温凉清淡流质饮食。手术当天勿用患侧咀嚼食物
5. 药物准备：无菌生理盐水2瓶（1瓶常温；1瓶温度要求在4~5℃）、局部麻醉药	7. 修整牙槽嵴：传递球钻，协助医生修整牙槽嵴	4. 伤口护理
	8. 定位：传递不同型号球钻给医生用于种植窝定位	（1）告知病人术后1~2天可局部间断冷敷，以减轻伤口水肿反应
	9. 备孔：传递先锋钻、测量杆给医生进行逐级备孔	
	10. 颈部成形：传递颈部成形钻给医生进行种植窝洞的颈部成形	
	11. 攻丝：传递攻丝钻给医生进行窝洞攻丝	
	12. 植入种植体：种植窝洞冲洗后，传递种植体给医生并协助其旋入种植体	

续表

用物准备	护理	健康指导
6. 特殊用物准备：上颌窦提升器械、骨挤压器械等特殊用物 7. 种植手术文书准备：种植治疗病历、手术及高值耗材知情同意书、种植外科治疗记录、牙钻使用标记、高值耗材登记等	13. 取出种植体携带体：传递手用种植体适配器、固定扳手、棘轮扳手，协助医生取出携带体 14. 安放覆盖螺丝或愈合基台：传递手用改刀，协助医生安放覆盖螺丝或愈合基台 15. 伤口缝合：传递缝针缝线，协助完成创口缝合 16. 术区及口腔冲洗：协助医生冲洗病人术区及口腔，清洁病人口周血迹 17. 整理用物，消毒备用	（2）勿用舌头或手触碰伤口，勿吮吸伤口 （3）近两天口水略带血丝或出现轻微水肿属术后正常反应，无需过度紧张，若出血严重需随时联系医生 5. 感染预防 （1）告知病人术后 7~10 天拆线 （2）术后注意休息，避免剧烈运动 （3）忌烟酒以减少对伤口的局部刺激

二、种植印模制取

（一）开窗式印模制取术

【护理评估】

1. 健康史　了解病人全身健康状况，药物过敏史，心血管系统疾病、呼吸系统疾病等。

2. 口腔状况　了解病人种植体植入时间、植入部位伤口愈合情况及口腔卫生状况。

3. 心理 - 社会因素　了解病人对印模制取过程的了解程度；对种植义齿上部结构功能及美观的期望程度；病人的经济条件和社会支持系统。

4. 辅助检查　X 线检查。

【护理诊断】

1. 舒适的改变　与取模材料易引起病人恶心有关。

2. 有误吞或误吸的危险　与病人体位和操作不当有关。

3. 知识缺乏　缺乏种植义齿修复相关知识。

4. 紧张　与担心种植义齿修复后能否满足自身的要求有关。

【护理措施】

开窗式印模制取

用物准备	护理	健康指导
1. 口腔诊疗常规用物 2. 隔离器械:橡皮障套装 3. 制取印模用物:根据种植区域选择合适的开窗式托盘、精细印模材料(硅橡胶印模材料或聚醚印模材料)、调拌用具 4. 特殊用物:种植修复工具、种植体替代体、开窗式印模转移体等 5. 其他用物:龈上刮治器、棉签等	1. 协助病人取舒适体位,讲解相关注意事项,指导病人取模过程中正确呼吸,给予心理护理以消除病人紧张情绪 2. 安放转移体协助医生将转移体用固定螺丝固定到口内种植体上,及时吸唾、牵拉口角、压住舌体,提供清晰的操作视野 3. 选择个性化托盘修整并试戴开窗式的个别托盘,确保固定螺丝能从托盘开窗处穿出,并用蜡片封闭开窗处 4. 传递精细印模材料将盛有硅橡胶或聚醚材料的托盘传递给医生,协助医生使托盘在口内就位 5. 移除转移体与固定螺丝,待印模材料凝固后取出,传递手用改刀给医生,从托盘开口处松开固定螺丝,使其完全脱位后,将托盘从口腔中取出 6. 连接替代体在印模内安装种植体替代体,将替代体用固定螺丝固定在转移体上 7. 推注人工牙龈:在种植体替代体和转移体连接处注射调匀后的人工牙龈材料,注射高度需高出转移体和替代体接缝处约2mm 8. 制取种植对颌模型:用藻酸盐材料制取种植对颌模型 9. 模型灌注:待人工牙龈材料硬固后,用清水冲洗印模、消毒后灌注模型 10. 整理用物,消毒备用	1. 指导病人正确刷牙,保持良好的口腔卫生,注意愈合基台周围清洁的维护 2. 鼓励病人戒烟酒,减少对种植体支持组织的局部刺激 3. 向病人讲解种植义齿修复相关知识,耐心解答病人疑问 4. 评估病人种植术后心理状况,并给予针对性心理疏导,降低病人对种植修复义齿的过高期待 5. 与病人预约种植义齿最终试戴时间,并保持联系,以免有计划变动得以及时通知对方

（二）非开窗式印模制取术

【护理评估】

1. 健康史　了解病人全身的健康状况,药物过敏史,心血管系统疾病、呼吸系统疾病等。

2. 口腔状况　了解病人种植体植入时间、植入部位伤口愈合情况及口腔卫生状况。

3. 心理 - 社会因素　了解病人对印模制取过程的了解程度;对种植义齿上部结构功能及美观的期望程度;病人的经济条件和社会支持系统。

4. 辅助检查　X 线检查。

【护理诊断】

1. 舒适的改变 与取模材料异味引起病人恶心有关。
2. 有误吞或误吸的危险 与病人体位和操作不当有关
3. 知识缺乏 缺乏种植义齿修复相关知识。
4. 紧张 与担心种植义齿修复后能否满足自身的要求有关。

【护理措施】

非开窗式印模制取

用物准备	护理	健康指导
1. 口腔诊疗常规用物	1. 协助病人取舒适体位,讲解相关注意事项,指导病人取模过程中如何正确呼吸,给予心理护理以消除病人紧张情绪	1. 指导病人正确刷牙,保持良好的口腔卫生,注意愈合基台周围清洁的维护
2. 隔离器械:橡皮障套装		
3. 制取印模用物:封闭式托盘、精细印模材料（硅橡胶印模材料或聚醚印模材料）、调拌用具	2. 安放转移体协助医生将带有印模帽的转移体固定于口内种植体上,及时吸唾、牵拉口角、压住舌体,提供清晰的操作视野	2. 鼓励病人戒烟酒,减少对种植体支持组织的局部刺激
	3. 传递精细印模材料:将盛有印模材料的封闭式托盘传递给医生,协助医生使托盘在口内就位	3. 向病人讲解种植义齿修复相关知识,耐心解答病人疑问
4. 特殊用物:种植修复工具、种植体替代体、非开窗式印模转移体等	4. 连接转移体与种植体替代体印模凝固后取出托盘,转移体被一同带出口腔外。将种植体替代体按一定方向以卡紧式固定到印模内的转移体中	4. 评估病人种植术后心理状况,并给予针对性心理疏导,修正病人对种植修复义齿的过高期待
5. 其他用物:龈上刮治器、棉签等	5. 推注人工牙龈:在种植体替代体和转移体连接处注射调匀后的人工牙龈材料,注射高度需高出转移体和替代体接缝处约 2mm	5. 与病人预约种植义齿最终试戴时间,并保持联系,以免有计划变动得以及时通知对方
	6. 使用藻酸盐材料制取种植对颌模型	
	7. 待人工牙龈材料硬固后,用清水冲洗、消毒后灌注模型	
	8. 整理用物,消毒备用	

三、种植修复义齿试戴及固定

【护理评估】

1. 健康史 了解病人全身健康状况,药物过敏史,心血管系统疾病、呼吸系统疾病等。

2. 口腔专科情况 了解病人种植体植入的时间及数目,口腔卫生及伤口愈合情况。

3. 心理 - 社会因素 了解病人是否存在紧张、恐惧心理;对种植义齿结构功能及美观的期望程度;病人的经济条件和社会支持系统。

【护理诊断】

1. 舒适的改变 与调适病人义齿引起牙齿敏感有关。

2. 有误吞或误吸的危险 与病人体位和操作不当有关。

3. 紧张 与担心种植义齿修复后能否满足自身的要求有关。

4. 期望值过高 与病人对种植修复相关知识缺乏有关。

【护理措施】

种植修复义齿试戴

用物准备	护理	健康指导
1. 常规用物同种植印模制取 2. 试戴用物:咬合纸、牙线、去冠器、砂石针及金刚砂钻针 3. 粘固用物:粘固剂及调拌用具 4. 特殊用物:基台封洞材料、瓷粉充填器、种植修复工具 5. 其他用物:棉签、75% 乙醇等	1. 协助病人取舒适体位,讲解相关注意事项,给予心理护理,消除病人紧张情绪 2. 移除愈合帽:固定基桩传递种植改刀,牵拉口角,协助医生取下愈合帽;传递冲洗液冲洗种植体内部,及时吸唾;传递基桩和扭矩扳手给医生,协助将固定基桩装在种植体上 3. 试戴:医生试戴时,根据需要及时传递所需用物。种植义齿修复体试戴就位,咬合调改合适,病人满意后,准备粘固 4. 隔湿:将纱球递给医生做口内隔湿;备75% 乙醇棉球于治疗盘内,消毒、吹干修复体和基桩 5. 封孔:遵医嘱准备封孔材料,及时吸唾,协助医生封孔 6. 粘接固位:调拌粘固剂,将调拌完成的粘固材料均匀涂布于修复体各面,迅速递给医生戴入病人口内 7. 螺丝固位:种植义齿选用螺丝固位,传递手用改刀协助医生旋紧中央螺丝即可 8. 整理用物,消毒备用	1. 嘱病人不可用修复体撕咬食物或咀嚼过硬食物,以免损坏修复体 2. 告知病人种植义齿修复体戴入后如有不适,立即到医院复诊,并遵医嘱定期复查 3. 指导病人正确刷牙,保持良好的口腔卫生 4. 鼓励病人戒烟酒,减少对种植体支持组织的局部刺激 5. 向病人解释种植牙与天然牙的区别,并对其进行针对性的心理调适,指导病人正确认识并接受种植修复义齿的效果

（杜书芳）

第四节　口腔正畸科病人护理常规

一、活动矫治

【护理评估】

1. 健康史　了解生长发育史、全身性疾病、过敏史、家族遗传病史。

2. 口腔状况　牙齿、牙弓、牙列、颌骨畸形类型和程度,面型及侧貌情况,有无颞下颌关节疾病、牙周疾病、牙体牙髓疾病,有无口腔不良习惯等。

3. 心理 - 社会状况　有无自卑、焦虑等心理问题;迫切需要解决的问题和治疗目标的具体要求;评估病人的经济条件和社会支持系统。

4. 辅助检查　X线检查、模型检查、照相检查。

【护理诊断】

1. 不合作　与病人依从性低有关。

2. 知识缺乏　病人及家属缺乏正畸矫治的相关知识。

【护理措施】

用物准备	护理	健康指导
1. 口腔诊疗常规用物 2. 调改矫治器用物技工钳、直机、磨头、咬合纸、自凝树脂	1. 核对:核对活动矫治器信息是否与病人一致 2. 调改矫治器:根据需要传递咬合纸、技工钳、打磨器械或调拌自凝树脂,医生调改活动矫治器 3. 戴用矫治器:活动矫治器调改并试戴合适后清洁消毒,指导病人戴用	1. 告知病人及家属活动矫治的相关知识和病人配合对矫治效果的影响,提高病人的依从性 2. 遵医嘱要求时间戴用活动矫治器 3. 矫治器用牙刷轻柔刷洗,不能用开水烫洗、乙醇消毒或加热方式消毒 4. 如果口腔黏膜有压痛,及时联系医生处理,不能自行调整 5. 异物感、发音不清等不适随着戴用时间延长会逐渐好转 6. 保持口腔清洁,进食后将牙齿和矫治器刷洗干净,再重新戴入口中 7. 指导病人纠正口腔不良习惯 8. 按时复诊

二、固定矫治

【护理评估】

1. 健康史　了解生长发育史、全身性疾病、过敏史、家族遗传病史。

2. 口腔状况　牙齿、牙弓、牙列、颌骨畸形类型和程度，面型及侧貌情况，有无颞下颌关节疾病、牙周疾病、牙体牙髓疾病，有无口腔不良习惯等。

3. 心理 - 社会状况　有无躯体变形性精神障碍、焦虑、抑郁等心理或精神问题；寻求正畸治疗的动机；迫切需要解决的问题和治疗目标的具体要求；评估病人的经济条件和社会支持系统。

4. 辅助检查　X 线检查、模型检查、照相检查。

【护理诊断】

1. 疼痛　与矫治器的机械力作用于牙齿有关。

2. 口腔黏膜受损　与矫治器摩擦或刺伤致口腔黏膜破损或形成溃疡有关。

3. 知识缺乏　与病人及家属缺乏正畸矫治的相关知识有关。

4. 不合作　与病人依从性低、需要经常复诊有关。

5. 潜在牙周炎　与配戴矫治器后牙齿清洁困难有关。

6. 潜在釉质脱矿　与口腔清洁差、矫治器改变口腔内环境、釉质酸蚀不当有关。

【护理措施】

1. 安置固定矫治器

用物准备	护理	健康指导
1. 口腔诊疗常规用物 2. 分牙用物：分牙圈或分牙簧、分牙圈钳或持针钳 3. 粘固带环用物：带环、带环粘固剂、带环挺、磨牙带环就位器 4. 粘接托槽用物：酸蚀剂、托槽粘接剂、托槽、托槽专用镊、托槽定位尺	1. 分牙：传递分牙器械和分牙材料，医生将分牙材料放置在基牙近中和远中邻间隙内 2. 粘固带环 （1）将医生选好的带环消毒、吹干备用 （2）传递 75% 乙醇小棉球给医生清洁基牙，吹干基牙 （3）将调拌好的带环粘固剂涂抹在带环内侧壁，传递给医生放置于基牙上 （4）传递带环挺、磨牙带环就位器，医生将带环就位 （5）传递纱球，医生清除多余粘固剂	1. 告知病人及家属固定矫治的相关知识和病人配合的重要性，提高病人依从性 2. 固定矫治期间尽量避免食用过硬、过黏、带核的食物，不要啃食硬物。进食时用牙齿

续表

用物准备	护理	健康指导
5. 安置弓丝用物：弓丝、末端切断钳、末端回弯钳、持针钳、结扎材料 6. 其他：75% 乙醇小棉球、液状石蜡棉签、吸唾管、开口器、小棉棒、调拌刀、调拌玻璃板、抛光杯、抛光膏、弯机、弯盘、光固化灯	3. 直接粘接法粘接托槽 （1）清洁牙面：医生抛光牙面后，护士冲洗牙面 （2）放置开口器：用液状石蜡棉签润滑口唇，传递开口器给医生放置于病人唇部 （3）隔湿：传递纱球给医生隔湿 （4）酸蚀牙面：传递酸蚀剂给医生涂抹在牙面上，30~60 秒后冲洗牙面 （5）更换隔湿纱球：医生取出口内纱球后，传递纱球重新隔湿，吹干牙面 （6）涂粘接剂：传递浸有粘接剂的小棉棒，医生在牙面上涂粘接液剂；化学固化型粘接剂需在托槽基底上涂粘接剂 （7）放置托槽：医生将托槽置于牙面粘接位置上，护士传递托槽定位尺，医生检查托槽位置。传递探针和纱球，医生去除托槽周围溢出的粘接剂 （8）粘接剂固化：化学固化型粘接剂等待 3~5 分钟；光固化型粘接剂用光固化灯照射 （9）取出隔湿纱球：传递牙用镊和弯盘，医生取出纱球 （10）安置弓丝：传递弓丝和持针钳，医生放置弓丝。传递末端切断钳和末端回弯钳，医生处理弓丝末端。传递结扎材料，医生固定弓丝	咬合面进行咀嚼，宜细嚼慢咽，左右两侧均衡咀嚼 3. 严格遵医嘱使用口外牵引装置及牵引橡皮圈，不能自行剪断弓丝或取下托槽等 4. 指导病人学会正确的刷牙方法，学会使用牙间隙刷、牙线 5. 指导病人掌握不适及意外状况的正确处理方法，如疼痛、黏膜溃疡或破损、托槽脱落等 6. 指导病人纠正口腔不良习惯 7. 按时复诊

2. 拆除固定矫治器及制作透明压膜保持器

用物准备	护理	健康指导
1. 口腔诊疗常规用物 2. 拆除固定矫治器用物：托槽去除钳、带环去除钳、粘接剂去除钳	1. 拆除固定矫治器 （1）传递托槽去除钳，医生去除托槽 （2）传递带环去除钳，医生去除带环	1. 告知病人及家属戴用保持器的重要性，提高病人依从性 2. 戴保持器时先找对位置，然后用手指压入就位；取下时，轻轻从左右两侧逐步将保持

用物准备	护理	健康指导
3. 制取藻酸钾印模用物：见第二章藻酸钾（粉剂）印模材料调拌技术 4. 灌注石膏模型用物：见第三章石膏模型灌注技术 5. 制作透明压膜保持器用物：见第三章制作透明压膜保持器技术 6. 其他：吸唾管、抛光杯、抛光膏、弯机	（3）传递粘接剂去除钳，医生去除牙面上粘接剂 （4）传递抛光用物，医生抛光牙面 2. 制取藻酸钾印模：见第二章藻酸钾（粉剂）印模材料调拌技术 3. 灌注石膏模型：见第二章石膏模型灌注技术 4. 制作透明压膜保持器：见第二章制作透明压膜保持器技术	器摘出，取保持器不要固定在同一个位置，以免反复取戴后变形 3. 进食时必须取下保持器，进食后把牙齿刷干净再戴上 4. 每天用清水冲洗，不能用高温消毒，可用义齿清洁剂浸泡清洗。摘下保持器时放置在专用盒中 5. 配戴保持器如出现疼痛不适、保持器边缘磨损牙龈等，应尽快联系医生进行调磨处理 6. 按时复诊

三、无托槽隐形矫治

【护理评估】

同固定矫治病人护理评估。

【护理诊断】

1. 疼痛　与矫治器的机械力作用于牙齿有关。

2. 知识缺乏　与病人及家属缺乏正畸矫治的相关知识有关。

3. 不合作　与病人依从性低有关。

【护理措施】

1. 制取硅橡胶印模

用物准备	护理	健康指导
1. 口腔诊疗常规用物 2. 制取硅橡胶印模用物：硅橡胶印模材料、硅橡胶注射枪、托盘、塑料薄膜	1. 制取初次印模 （1）按 1∶1 的比例取适量硅橡胶膏体基质和催化剂材料，将两种材料揉和约 30 秒，颜色均匀后搓成条状，放置于托盘上 （2）在印模材料上覆盖一层塑料薄膜，传递给医生制取初次印模 2. 制取二次印模 （1）弃去初次印模上的塑料薄膜 （2）将精细材料均匀地注射到初次印模上，传递给医生制取二次印模	1. 向病人介绍操作目的和步骤，可能出现的不适 2. 教会病人鼻吸气、口呼气 3. 按时复诊

续表

用物准备	护理	健康指导
	3. 制取咬合记录：同制取初次印模方法，取适量硅橡胶膏体基质和催化剂材料揉搓成条状，稍长于病人牙弓长度，传递给医生制取印模 4. 制取完成后，协助病人漱口，清洁面部	

2. 粘接无托槽隐形矫治器附件

用物准备	护理	健康指导
1. 口腔诊疗常规用物 2. 粘接附件用物酸蚀剂、正畸牙面处理剂、光固化树脂、个性化附件模板 3. 其他用物：吸唾管、75% 乙醇小棉球、小棉棒、小调拌刀、光固化灯、弯机、抛光膏、抛光杯	1. 清洁牙面：同粘接托槽清洁牙面方法 2. 酸蚀牙面：同粘接托槽酸蚀牙面方法 3. 用小棉棒蘸取正畸牙面处理剂，传递给医生涂在牙面上 4. 用树脂粘接材料充填附件模板。用流体树脂时要让材料充填呈水平面，不能有低凹出现；用固体树脂时充填则应压实填平，不能有空隙 5. 附件模板充填完成后传递给医生，放入口内就位 6. 用光固化灯照射，固化树脂 7. 协助医生取下附件模板	1. 告知病人及家属无托槽隐形矫治的相关知识和病人配合的重要性，提高病人依从性 2. 严格遵医嘱要求的时间和顺序戴用 3. 嘱戴矫治器时，先对准位置，然后用手指压入就位。取下时，轻轻从左右两侧逐步将保持器摘出，取矫治器不要固定在同一个位置，以免反复取戴后变形 4. 用清水冲洗，或牙刷轻柔刷洗，不能用开水烫洗，可用义齿清洁剂浸泡清洗 5. 按时复诊

（刘漫丽）

第五节 口腔颌面外科门诊病人护理常规

一、牙槽外科手术

【护理评估】

1. 健康史 心血管疾病及造血系统等全身性疾病。术前有无服用其他药物以及药物过敏史。

2. 口腔情况　有无不良修复体,黏膜有无破溃,牙周组织有无红、肿、热、痛等。

3. 心理 - 社会因素　病人对疼痛的耐受与认识状态,对疾病的了解状况,情绪、心理需求、就诊目的。

4. 辅助检查　X 线检查、血常规检查。

【护理诊断】

1. 焦虑 / 恐惧　与病人对牙槽外科手术使用器械、风险、预后有关。

2. 舒适的改变　与疼痛有关。

3. 潜在的并发症　术区出血、术后感染等。

4. 知识缺乏　与缺乏牙槽外科相关知识有关。

【护理措施】

1. 牙拔除术

用物准备	护理	健康指导
1. 口腔诊疗常规用物	1. 热情接待病人,协助病人漱口,调节椅位、光源	1. 告知病人遵医嘱服用镇痛药,若出现疼痛难忍需及时来院复诊
2. 麻醉用物:麻醉药品、注射器	2. 了解病人对拔牙的认知。告知病人拔牙的一般流程和相关并发症,消除其恐惧、紧张心理	2. 术后遵医嘱服用抗生素,并注意服药后有无不良反应
3. 消毒用物:氯己定漱口液、75%乙醇、爱尔碘	3. 消毒口周:用 75% 乙醇棉签消毒口周	3. 面部肿胀,可用冷毛巾或包有冰块的干毛巾冷敷 15 分钟。若出现局部肿胀明显及时来院复诊
4. 铺巾用物:无菌孔巾	4. 铺巾:将无菌孔巾铺于病人面部	
5. 拔牙常用器械:弯盘、牙钳、牙挺、刮匙	5. 摆放器械:按手术使用顺序将器械整齐摆放	4. 告知病人术后 1~2 天内唾液会有淡红色血丝,属正常,无需处理。若出现明显出血应及时到医院复诊
6. 牙龈翻瓣器械:刀片及刀柄、骨膜剥离器	6. 牙龈翻瓣:将手术刀、骨膜剥离器依次传递给医生行牙龈翻瓣	
7. 去骨、分冠及分根器械:高速反角涡轮机、外科专用切割钻、不同类型吸唾器	7. 去骨、分冠及分根:配合医生用高速反角涡轮机进行去骨、分冠及分根	5. 术后不要反复吸吮伤口或吐唾,以免口内负压增加,引起出血
	8. 安放牙挺:将牙挺传递给医生分别挺出牙冠和牙根	
	9. 搔刮牙槽窝:传递刮匙给医生搔刮牙槽窝	
	10. 冲洗手术区:传递 0.9% 氯化钠注射液给医生进行手术区冲洗	

续表

用物准备	护理	健康指导
8. 缝合器械:线剪、持针器、缝针、缝线 9. 其他:无菌手套、0.9%氯化钠注射液、口腔冲洗器	11. 缝合:将缝针、缝线、线剪及持针器传递给医生行拔牙创缝合,并协助医生打结、剪断缝线 12. 止血:传递纱球,医生将纱球放于拔牙创面嘱病人紧咬并观察30分钟 13. 配合吸唾:术中及时、有效吸净口内唾液、血液,保持术野清晰 14. 病情观察:术中密切观察病人局部和全身情况 15. 协助病人从操作位变成坐位,休息3~5分钟无不适,下椅位到休息区	6. 术后当日应进食温凉软食或流质饮食,不宜进食过热、过硬的食物,防止出血及烫伤 7. 保持口腔清洁,每日使用含漱液3~4次 8. 注意休息,勿参加激烈运动,尽量少说话

2. 牙槽突修整术

用物准备	护理	健康指导
1. 口腔诊疗常规用物 2. 麻醉用物:麻醉药品、注射器 3. 消毒用物:氯己定漱口液、75%乙醇、爱尔碘 4. 铺巾用物:无菌孔巾 5. 牙龈翻瓣器械:刀片及刀柄、骨膜剥离器 6. 去骨器械:高速涡轮机、外科专用切割钻、吸唾器 7. 缝合器械:线剪、持针器、缝针、缝线 8. 其他:无菌手套、0.9%氯化钠注射液、口腔冲洗器	1. 热情接待病人,协助病人漱口,调节椅位、光源 2. 告知病人进行牙槽突修整的目的,解释治疗的必要性,消除其恐惧、紧张心理 3. 消毒口周:用75%乙醇棉签消毒口周 4. 铺巾:将无菌孔巾铺于病人面部 5. 摆放器械:按手术使用顺序将器械整齐摆放 6. 牙龈翻瓣:将手术刀、骨膜剥离器依次传递给医生行牙龈翻瓣 7. 去骨:将高速涡轮机传递给医生进行去骨,平整骨面 8. 冲洗手术区:传递0.9%氯化钠注射液给医生进行手术区冲洗 9. 缝合:将缝针、缝线、线剪及持针器传递给医生进行缝合,并协助医生打结、剪断缝线 10. 配合吸唾:及时、有效吸净口内唾液、血液,保持术野清晰 11. 病情观察:术中密切观察病人局部和全身情况 12. 协助病人从操作位变成坐位,休息3~5分钟无不适,下椅位到休息区	1. 告知病人遵医嘱服用镇痛药,若出现疼痛难忍需及时来院复诊 2. 术后遵医嘱服用抗生素,并注意服药后有无不良反应 3. 注意保护龈瓣组织,刷牙时避免触碰手术区域 4. 术后当日应进食温凉软食或流质饮食,不宜进食过硬的食物,防烫伤 5. 进食后应及时漱口,保持口腔清洁 6. 按时拆线

3. 口腔颌面部软组织手术

用物准备	护理	健康指导
1. 口腔诊疗常规用物	1. 热情接待病人,协助病人漱口,调节椅位、光源	1. 告知病人遵医嘱服用镇痛药及抗生素,并注意服药后有无不良反应
2. 麻醉用物:麻醉药品、注射器	2. 了解病人心理状况,针对性心理护理,减轻病人的恐惧心理	2. 若伤口出血、肿胀明显及时来院复诊
3. 消毒用物:氯己定漱口液、75%乙醇、爱尔碘	3. 消毒口周:用75%乙醇棉签消毒口周	
	4. 铺巾:将无菌孔巾铺于病人面部	3. 术后当日应进食温凉软食或流质饮食,防止出血
4. 铺巾用物:无菌孔巾	5. 摆放器械:按手术使用顺序将器械整齐摆放	4. 保持口腔清洁
5. 手术常用器械:刀片及刀柄、组织剪、止血钳	6. 切取肿物:将手术刀、止血钳、组织剪依次传递给医生行小肿物的切开、剥离至完整摘除	5. 面部手术病人保持伤口清洁、干燥,防止碰伤
6. 缝合器械:线剪、持针器、缝针、缝线	7. 缝合:将缝针、缝线、线剪及持针器传递给医生行手术创面缝合,并协助医生打结、剪断缝线	6. 按时拆线
7. 其他:无菌手套、0.9%氯化钠注射液、口腔冲洗器、纱布、胶布、10%甲醛液	8. 伤口包扎:协助医生用纱布对面部手术部位进行伤口包扎	7. 按时取病理结果并及时复诊
	9. 组织送检:遵医嘱将切除的组织送检	
	10. 病情观察:术中密切观察病人局部和全身情况	
	11. 协助病人从操作位变成坐位,休息3~5分钟	

二、颌面部关节腔内及局部药物注射

【护理评估】

1. 健康史　有无严重心血管疾病、糖尿病及造血系统等全身性疾病。术前有无服用其他药物以及药物过敏史。

2. 口腔情况　注射部位有无红、肿、热、痛等。

3. 心理 - 社会因素　了解病人对疼痛的耐受与认识状态,对疾病的了解状态,情绪、心理需求,就诊目的。

4. 辅助检查　血常规等。

【护理诊断】

1. 焦虑　与病人疾病疗效时间长、慢性疼痛有关。

2. 舒适的改变　与疼痛有关。

3. 潜在的感染　与药物注射有关。

4. 知识缺乏　与相关疾病知识缺乏有关。

【护理措施】

1. 颞下颌关节腔内注射

用物准备	护理	健康指导
1. 口腔诊疗常规用物 2. 消毒用物：75%乙醇、爱尔碘 3. 关节腔内注射药：盐酸利多卡因注射液、玻璃酸钠注射液 4. 其他：5ml无菌注射器	1. 热情接待病人，调节椅位、光源 2. 介绍关节病的特征、治疗的方法、治疗时间、预后及合并症，了解心理状况，缓解病人的焦虑情绪，及时修正其过高要求 3. 配制药液：查对药品名称，遵医嘱配制药物 4. 消毒：递送消毒棉签给医生行注射区域消毒 5. 颞下颌关节腔灌洗：递送抽吸好的盐酸利多卡因注射液给医生进行颞下颌关节腔灌洗 6. 药物注射：递送玻璃酸钠注射液给医生进行颞下颌关节腔内注射 7. 按压注射部位：传递纱球给医生，嘱病人压迫注射部位3~5分钟 8. 病情观察：密切观察病人局部和全身情况	1. 遵医嘱服用镇痛药，并观察服药后有无不良反应 2. 勿进食过硬的食物，以免引起关节区疼痛不适 3. 避免大张口，打哈欠时要注意保护颞下颌关节 4. 坚持进行张口训练 5. 告知病人颞下颌关节药物注射后常见的不适反应：张闭口关节内有水泡声；暂时性面瘫；暂时性面部麻木；局部出血、水肿；皮疹、瘙痒感等。一般不需做特殊处理

2. 血管瘤注射

用物准备	护理	健康指导
1. 口腔诊疗常规用物 2. 消毒用物：75%乙醇、爱尔碘 3. 血管瘤注射药物：盐酸博来霉素注射液、地塞米松磷酸钠注射液、0.9%氯化钠注射液	1. 热情接待病人，调节椅位、光源 2. 向病人及家属介绍血管瘤治疗的方法、治疗时间、预后等，特别是面部血管瘤有畸形的可能。了解病人心理状况，缓解其焦虑情绪，及时修正过高要求 3. 配制药液：查对药品名称，遵医嘱配制药物 4. 消毒：递送消毒棉签给医生行注射区域消毒 5. 药物注射：递送配制好的盐酸博来霉素注射液给医生进行血管瘤注射	1. 告知病人药物注射后可能会出现有轻微发热、局部轻微肿胀、口腔黏膜浅溃疡，不用紧张，会逐渐缓解；如果出现过敏、高热、肿胀明显应及时就医 2. 告知病人注意洗脸或洗澡时不可浸湿创面

续表

用物准备	护理	健康指导
4. 其他：5ml 无菌 注射器	6. 按压注射部位：传递纱球给医生，嘱 病人压迫注射部位 3~5 分钟 7. 病情观察：密切观察病人局部和全 身情况	3. 嘱家人特别注意不 可让宝宝抓破创面 以防感染

（廖学娟）

第六节　口腔颌面外科住院病人基础护理常规

手术是治疗口腔颌面外科疾病的重要手段，由于麻醉、手术创伤以及疾病本身原因可引起病人生理、心理功能的改变，从而导致病人机体抵抗力下降，降低病人对手术的耐受性，影响病人术后的恢复，因此围手术期护理极其重要。

一、手术前病人护理

【护理评估】

1. 健康史　评估病人一般情况、既往健康状况、用药情况及过敏史、手术史、家族史、遗传病史；有无高血压、糖尿病以及心脏病等疾病；女性病人还应了解月经史和生育史等。

2. 身体状况

（1）评估病人神志、意识状态以及面部表情。

（2）评估病人颌面部外形左右是否对称，上、中、下比例是否协调，有无突出或凹陷；观察病人皮肤色泽、质地和弹性的变化。

（3）颌面部感染病人，评估感染部位和症状，感染区有无波动感、捻发感、触痛等。

（4）颌面部损伤的病人，评估病人双侧瞳孔形态、大小及对光反射情况，以明确有无颅脑损伤；注意检查有无脑脊液耳漏或鼻漏；病人面部有无畸形及缺损、骨折的部位及范围，病人咬合情况和口腔卫生情况等。

（5）颌面部肿瘤病人，评估病变的部位和性质，病变区皮肤的温度、硬度与弹性，面颈部淋巴结情况等。

（6）唇、腭裂病人，评估年龄、体重、营养状况、生长发育、口腔卫生情况、咽部是否红肿、双肺呼吸音情况以及裂隙程度和发音情况。

（7）颞下颌关节和颌面部畸形病人，评估关节区是否有弹响、关节活动度、开口度、口腔卫生情况和咬合关系，有无张口受限以及面型是否正常、对称等。

3. 心理 - 社会状况 评估病人是否存在焦虑、恐惧，病人的社会支持程度与经济状况等。

4. 辅助检查 术前常规检查包括血常规、尿常规、血生化检查、X 线胸片、心电图检查；颌面部不同病种手术需要的针对性检查，如 X 线检查、CT 检查、感染病人穿刺法、脓液涂片及细菌培养等。

【护理诊断】

1. 焦虑和恐惧 与所患疾病、接受麻醉和手术、担心预后及承担住院费用等有关。

2. 知识缺乏 缺乏与手术、麻醉及康复相关的知识。

3. 营养失调 低于机体需要量，与摄入不足、丢失过多或机体分解代谢增强等有关。

4. 睡眠紊乱 与疾病导致的不适、环境改变和对手术担忧等有关。

5. 有窒息的危险 与手术后全麻未醒，分泌物误吸；舌后坠有关。

6. 清理呼吸道无效 与颌面外伤、术后、颌面包扎过紧等不能及时有效地清理呼吸道分泌物和阻塞物有关。

7. 吞咽障碍 与口腔疾病、手术切除导致口腔、咽结构功能缺陷和吞咽异常有关。

8. 潜在并发症 伤口出血、伤口感染、肺炎、泌尿系统感染等。

9. 语言沟通障碍 与全麻后病人呼吸道插管、颌间栓丝结扎等有关。

【护理措施】

1. 手术前病人的身心准备

（1）做好心理护理，有效缓解病人术前焦虑、紧张和恐惧心理。

1）与病人积极沟通，了解其焦虑、害怕及担心的原因，尽量满足其合理要求，引导病人角色转换。

2）向病人介绍各种检查的目的、步骤，与麻醉、手术及疾病相关的知识，指导病人有关手术后必须施行的活动,如深呼吸、咳嗽、翻身、床上使用便器、肢体的活动方法、进食和交流方法等。

3)减轻病人对手术室的恐惧:手术前1日,麻醉医生、手术室护士、复苏室护士到病房探望病人,对病人进行麻醉和手术相关知识的指导和心理护理,以减轻病人对手术室的陌生感。

4)指导术前病人运用合适的放松方法:如深呼吸、听音乐、看电视及放松治疗等。

5)加强对家属健康宣教,获得家属对病人的心理支持。

(2)饮食和休息:鼓励病人进营养丰富、易消化食物。对不能进食者应从静脉给予必要的营养补充如氨基酸、蛋白质等,以保证机体的需要量。鼓励病人多活动,注意劳逸结合。

(3)预防感染。

1)皮肤准备:术前1日协助病人做好个人卫生,如:洗澡、理发及剪短指(趾)甲、清洗指甲油等。术区皮肤剃除或剪去毛发,备皮范围大于手术区5~10cm;对凹凸不平、有隐窝及窦道者,用乙醇棉纤擦洗去垢后再行常规备皮。

2)口腔清洁:术前3天用漱口液漱口,术晨认真刷牙,牙石过多者应行牙周洁治。

3)术前1日做相应的抗生素过敏试验,并记录结果。

(4)协助病人完善常规术前各项检查,了解各种检查的结果是否正常。

2. 术前晚病人的准备

(1)成人术前12小时禁食,4小时禁饮;术前晚排便,必要时行开塞露通便。

(2)手术前晚协助病人放松,充分休息,保证睡眠,必要时给予镇静剂。

3. 手术当日病人的准备

(1)认真检查手术前各项准备工作是否完善、病历资料是否齐全。

(2)监测生命体征,观察病人有无上呼吸道感染、女性病人月经是否来潮,如有变化立即通知医生。

(3)手术时间超过4小时以上者应行留置导尿。

(4)检查病人身上是否有饰物、发夹、义齿、指(趾)甲油、口红等,贵重物品交由家属保管。

(5)遵医嘱给予术前药物,并与医生一起做好病人术区标识。

(6)再次检查病历、X线片、药品等,护送病人到手术室,与手术室接诊护士仔细交接病人、手术部位和名称及所带物品等。

【健康教育】

1. 告知病人疾病相关知识,使其理解手术的必要性。

2. 告知病人手术、麻醉相关知识,使其掌握术前准备的具体内容和注意事项。

3. 嘱病人注意保暖,预防上呼吸道感染。

4. 指导病人认真刷牙、饭后漱口,必要时术前洁牙,保持口腔清洁。

5. 指导病人学会术前各项训练(床上使用便具、呼吸功能训练、进食方式和交流方式)。

(邓立梅)

二、手术期病人护理

1. 病人进入手术间后,核对病人,向病人做手术及麻醉相关解释,进行必要约束。

2. 建立静脉通道,执行医嘱。

3. 认真执行手术安全核查制度,按时、无遗漏地进行三方核查。

4. 摆放手术体位,在确保病人安全的前提下尽可能暴露手术区,受压部位、骨突隆处加体位垫,预防压疮。

5. 严格执行手术物品清点制度。

6. 连接手术所需仪器设备。

7. 配合麻醉医生严密观察病情,发现异常及时提醒处置,做好术中保暖。

8. 洗手护士及时准确传递器械,做好手术台管理,妥善保存手术标本。

9. 及时正确执行术中医嘱。

10. 认真填写各项手术护理记录单。

(杨 晖)

三、全麻手术后苏醒期病人护理

【护理评估】

1. 依据 Steward 评分标准。

2. 评估病人通气道是否位置正常、固定稳妥。

3. 评估病人伤口有无出血、渗血。

4. 评估病人引流管道是否固定,引流是否通畅,引流液的量、颜色及性状。

5. 评估病人皮肤完好状况。

【护理诊断】

1. 低效性呼吸形态　与麻醉和手术有关。

2. 清理呼吸道无效　与病人术后咳嗽无力有关。

3. 有窒息的危险　与呼吸道清理无效和出血有关。

4. 有出血的危险　与手术创伤有关。

5. 有导管脱落的危险　与病人术后烦躁有关。

6. 疼痛　与手术切口有关。

【护理措施】

1. 准备好麻醉床及相应监护、抢救仪器。

2. 据病情为病员选择适宜的体位　全麻未醒,取头偏向一侧卧位;全麻已醒,给予病人床头抬高 15°~30°。

3. 检查气道是否通畅,根据病情、手术方式选择适宜的给氧方法。

4. 及时有效地吸净分泌物,每次吸引时间不超过 15 秒。

5. 听诊双肺呼吸音是否清晰、对称,密切观察呼吸的频率、节律及动度。

6. 正确连接各监护导线,测量各项生命体征。

7. 加强循环系统的监护,密切监测病人血压及心电图,发现异常及时报告医生处理。监测液体输入速度,特别注意控制儿童及老年病人的滴速。

8. 与医生交接,共同查看术区情况,妥善固定各类管道。

9. 与麻醉医生交接,了解术中病情及有无特殊观察情况。

10. 观察伤口肿胀情况及有无渗血。

11. 加双侧床档防坠床,苏醒期烦躁不合作病人可适当采取保护性约束。

12. 将 Steward 评分记录于观察记录,及时、客观、准确记录病情变化和治疗处理,记录各种引流物的量、颜色及性状。

13. 积极配合麻醉医生做好疼痛管理。

14. 病人转运回病房时加强安全管理,途中准备便携式血氧饱和度监护仪、便携式吸引器及简易呼吸球囊。

【健康教育】

1. 病人清醒后告知病人按要求进行配合。

2. 做好心理护理,缓解病人的焦虑、恐惧心理。

（田　莉）

第七节　口腔颌面部感染病人护理常规

一、颌面部间隙感染

颌面部间隙感染,临床中根据解剖结构和感染部位,将其分为不同名称的间隙感染,如咬肌间隙感染、翼下颌间隙感染、颞下间隙感染、颞间隙感染、下颌下间隙感染、咽旁间隙感染、颊间隙感染、口底多间隙感染等。感染累及潜在筋膜间隙内结构,初期表现为蜂窝织炎,在脂肪结缔组织变性坏死后,则可形成脓肿。化脓性炎症可局限于一个间隙内,亦可波及相邻的几个间隙,形成弥散性蜂窝织炎或脓肿,甚至可沿神经、血管扩散,引起海绵窦血栓性静脉炎、脑脓肿、败血症等严重并发症。

【护理评估】

（一）健康史

评估病人近期有无牙源性感染,有无颌面部外伤史、血源性感染等。有无高血压、糖尿病史及药物过敏史等。

（二）身体状况

1. 全身症状　常表现为畏寒、发热、头痛、全身不适、乏力等;严重感染可伴有败血症、脓血症,甚至发生中毒性休克等症状。

2. 局部症状与体征

（1）典型表现:局部出现红、肿、热、痛和功能障碍。浅表脓肿扪及有波动感,深部脓肿波动感不明显,按压局部皮肤有凹陷性水肿。

（2）特殊表现

1）眶下间隙感染:眶下区红肿明显、眼睑水肿、睑裂变窄、鼻唇沟消失。

2）咬肌间隙感染:咬肌区肿胀、变硬、疼痛,伴张口受限。

3）翼颌间隙感染:牙关紧闭、张口受限,咀嚼吞咽时疼痛加剧。

4）下颌下间隙感染:下颌下三角区肿胀,下颌骨下缘轮廓消失,压痛,按压有凹陷,水肿,伴有轻度张口受限和吞咽困难。儿童肿胀易迅速波及舌根影响呼吸,甚至出现窒息。

5）口底蜂窝织炎肿胀向舌根发展,咽腔缩小或压迫气管,出现呼吸困难,严重者出现"三凹"征,甚至发生窒息的危险。

（三）心理 - 社会状况

1. 缺乏感染性疾病护理知识和对疾病预后担心而产生焦虑,应加强病人心理安慰和疏导。

2. 评估病人教育背景、婚姻状况及家庭情况、家庭经济状况以及对疾病的认知水平等,以便针对性进行指导和支持。

（四）辅助检查

波动试验、穿刺法、X 线检查、CT 检查、脓液涂片及细菌培养、实验室检查等。

【护理诊断】

1. 有窒息的危险　与颌面部感染疾病引起口底肿胀,舌体抬高有关。

2. 体温升高　与颌面部间隙感染及肺部感染有关。

3. 急性疼痛　与炎症反应有关。

4. 语言沟通障碍　与颌面部感染引起口底肿胀,舌体抬高有关;与气管切开有关。

5. 营养失调　与进食方式改变和吞咽困难有关。

6. 焦虑　与疾病预后和担心家庭经济情况等有关。

7. 潜在并发症　与海绵窦血栓性静脉炎的发生有关。

8. 知识缺乏　缺乏颌面部感染疾病早期预防及治疗相关知识。

【护理措施】

1. 手术前常规护理　见第一章第六节。

2. 心电监护　监测病人生命体征的变化。

3. 持续低流量吸氧,严密观察病人呼吸频率、节律,有无"三凹征"、口唇发绀等呼吸困难的症状。

4. 观察病人口底、舌体肿胀情况以及舌体动度。

5. 必要时床旁备抢救车或气管切开包。

6. 术后病人保持呼吸道通畅　观察口底及舌体肿胀情况是否减轻,用舌钳或在舌尖后约 2cm 处用大圆针和 7 号线穿过舌组织全层,将后坠舌牵出。床旁备气管切开包,必要时雾化排痰。

7. 观察伤口有无渗血、渗液及肿胀程度;引流条或引流管是否通畅,有无折叠、脱落等;引流物颜色、形状和量等。

8. 口腔护理　进食后及时清洁口腔。

9. 监测体温变化　温度过高者,物理降温,必要时药物降温,观察用药后反应。

【健康教育】

1. 术前向病人或家属解释病情及治疗方法,减轻紧张情绪。

2. 饮食应从流质饮食逐步过渡到半流质、软食和普食。鼓励病人多吃含蛋白质、维生素丰富的食物。

3. 指导病人劳逸结合,避免过度劳累。

4. 告知病人出院后按医嘱服药,定期复诊。

二、颌骨骨髓炎

【护理评估】

1. 健康史　病人发病前的健康状况,口腔卫生、饮食习惯。病人发病原因,是否有高血压、糖尿病及药物过敏史等。

2. 身体状况　急性发作期全身发热、寒战、食欲缺乏,白细胞增高,中性多核粒细胞增多,局部有剧烈跳痛、面颊部软组织肿胀等;慢性期病人全身症状轻,机体呈慢性中毒消耗症状,口腔内或面颊部可出现瘘孔溢脓,肿胀区牙齿松动。

3. 心理 - 社会状况　急性颌骨骨髓炎,发病急、病情重,病人及家属均紧张焦虑;慢性颌骨骨髓炎,病程迁延,时好时坏,对治疗缺乏信心。

4. 辅助检查　X 线片、CT 扫描、实验室检查等。

【护理诊断】

1. 急性疼痛　与炎症急性发作有关。

2. 体温升高　与炎症急性反应有关。

3. 口腔黏膜受损　与口内或面颊部瘘孔溢脓有关。

4. 焦虑　与担忧疾病预后有关。

5. 有感染的危险　与疾病久治不愈及全身抵抗力下降有关。

【护理措施】

1. 手术前常规护理　见第一章第六节。

2. 手术后保持病人呼吸道通畅　及时抽吸呼吸道内分泌物,必要时行氧气雾化或超声雾化。

3. 观察伤口引流条或引流管是否通畅,有无松落以及引流物的颜色、形状和量。

4. 进食后及时清洁口腔,必要时行口腔冲洗。

5. 给流质饮食,逐步改为流质或半流质、软食。

【健康教育】

1. 嘱病人宜进食营养丰富、平衡的清淡饮食,保证营养摄入,以利康复。禁忌辛辣刺激和活血化瘀的食物。

2. 指导病人进食后及时行口腔冲洗或漱口,保持口腔清洁,以免引起伤口感染。

3. 告知病人加强体育锻炼,增强体质,促进早日康复。

(邓立梅)

第八节　口腔颌面部损伤病人护理常规

口腔颌面部损伤分为口腔颌面部软组织损伤、牙和牙槽突损伤以及颌面部骨折等,病人可能伴有其他部位的损伤和危及生命的并发症,救治时应先抢救生命,再进行专科治疗。

一、口腔颌面部损伤病人的急救护理

【护理评估】

1. 健康史　了解病人既往史、手术史、过敏史等。

2. 身体状况　了解受伤的原因、部位、时间,评估损伤类型,评估病人意识状态、呼吸道通畅情况,是否有危及生命的损伤。

3. 心理 - 社会状况　损伤多系意外发生,导致病人产生恐惧、焦虑情绪。

4. 辅助检查　颅脑 CT、口腔颌面部 CBCT、X 线检查。

【护理诊断】

1. 潜在并发症

(1)窒息:与软组织肿胀、骨折块移位、口内分泌物增多有关。

(2)休克:与损伤导致大出血、疼痛剧烈等有关。

(3)出血:与损伤导致颅底骨折、颅脑损伤有关。

(4)感染:与伤口污染严重、被动免疫不及时等有关。

2. 疼痛 与外伤、骨折有关。

【护理措施】

1. 观察病人是否有意识障碍、瞳孔变大、"颅内高压症"（剧烈头痛、视乳头水肿、喷射状呕吐等）等表现。给予心电监护、吸氧，密切监测生命体征，观察病人四肢活动度。

2. 保持呼吸道通畅 平卧位，头偏向一侧；妥善固定口内游离组织、移位的骨折块；观察口底及舌体肿胀情况。当病人出现"三凹征"（锁骨上窝、胸骨上窝及肋间隙明显凹陷），立即通知医生进行抢救。

3. 窒息的急救处理

（1）迅速用手指抠出或吸引器吸出阻塞物，解除呼吸道梗阻。

（2）解开病人衣领，头偏向一侧，采用头低侧卧位或俯卧位。

（3）用舌钳或在舌尖后约 2cm 处用大圆针和 7 号线穿过舌组织全层，将后坠舌牵出。

（4）插入通气导管，必要时行气管切开术。

（5）遵医嘱使用呼吸兴奋剂。

（6）窒息解除后给予吸氧，血氧饱和度维持在 95% 以上。

4. 采用压迫止血、结扎止血、药物止血等方法及时止血，建立静脉通道，补充血容量。

5. 发生脑脊液漏，采用头高位静卧，减少搬运，早期使用抗菌药物，禁止做鼻腔或外耳道填塞和冲洗。

6. 转运病人的过程中注意观察病人生命体征、意识情况 昏迷病人采用俯卧位，额部垫高，口鼻悬空。疑似颈椎损伤的病人，应多人同时搬运，合理使用颈托，防止头部摆动。

7. 观察伤口包扎的松紧度及伤口渗出情况，准确记录渗出的范围、时间、颜色、性质和量。

【健康教育】

1. 疑似颈椎损伤的病人，告知病人颈部需制动，教会病人合理使用颈托。

2. 告知有脑脊液漏的病人不可用力屏气或擤鼻涕，也不可用纸团或棉花等填塞鼻腔或外耳道。

3. 告知病人避免剧烈咳嗽，以免导致颅内压增高。

二、口腔颌面部软组织损伤病人的护理常规

【护理评估】

1. 健康史　病人既往史、手术史、过敏史等情况。

2. 身体状况　受伤原因、时间,评估软组织损伤部位、类型、范围及病情严重程度,是否合并颌骨骨折及其他重要脏器损伤。评估病人意识状态,是否有窒息、休克、感染的危险。了解病人疼痛评估分值以及最后一次进饮食的时间。

3. 心理-社会状况　评估病人对治疗方法的理解和对手术效果的期望值。

4. 辅助检查　CT、凝血功能、感染标记物检查。

【护理诊断】

1. 潜在并发症

(1)窒息:与损伤部位组织悬吊、误吸有关。

(2)休克:与出血、疼痛剧烈有关。

(3)感染:与创口污染重、清创处理不及时有关。

2. 疼痛　与外伤有关。

3. 自我形象紊乱　与创面愈合后形成瘢痕有关。

4. 恐惧/焦虑　与突发意外、缺乏疾病相关知识、担心愈后有关。

【护理措施】

1. 术前常规护理　见第一章第六节。

2. 术前大出血的病人通过压迫止血、结扎止血或药物止血等方法及时止血,补充血容量,必要时静脉输血。

3. 保持呼吸道通畅,及时抽吸口内分泌物,观察舌体及口底肿胀情况,必要时用线穿过舌体,并行固定。

4. 伤口包扎松紧度以能插入一指为宜,记录敷料渗出液的范围、时间、颜色、性质和量。

5. 清创缝合处伤口避免污染,术后 7~10 天拆线。

6. 保持口腔清洁,口内有伤口的病人给予口腔护理或口腔冲洗,每日 2~3 次。

7. 疼痛剧烈的病人遵医嘱使用止痛药物,协助病人于餐前半小时服用阿托品。

【健康教育】

1. 引导病人接受术后容貌的改变。

2. 告知腮腺及其导管损伤的病人进食清淡易消化的食物,避免辛辣、刺激性食物。

3. 对术后口服阿托品等药物的病人进行用药指导。

4. 告知病人术后瘢痕可通过医学美容手段软化、淡化。

5. 告知被动物抓伤、咬伤的病人,需按规定规范注射狂犬疫苗或免疫球蛋白。

三、口腔颌面部骨折病人的护理常规

【护理评估】

1. 健康史　病人既往史、手术史、过敏史等情况,女性病人是否处于生理期。

2. 身体状况　受伤原因、时间,是否合并颅内血肿、颅脑损伤及其他重要脏器损伤,其治疗经过及目前恢复情况。评估病人意识状态、呼吸道通畅情况。了解软组织损伤部位创口出血、肿胀、感染等情况,评估病人开口度、咬合情况。评估营养状况。

3. 心理 - 社会状况　病人目前焦虑、恐惧状况,对疾病治疗及愈后的接受程度。

4. 辅助检查　CT 检查。

【护理诊断】

1. 潜在并发症

(1)窒息:与移位的骨折块阻塞呼吸道、口内分泌物多有关。

(2)出血:与术后伤口出血有关。

(3)感染:与创面污染重、骨折碎块多、手术时间长等有关。

2. 疼痛　与伤口大、术后颌间牵引等有关。

3. 营养失调　低于机体需要量。与张口困难、咬合错乱、疼痛有关。

4. 恐惧 / 焦虑　与突发意外、缺乏疾病相关知识、担心愈后有关。

【护理措施】

1. 术前常规护理　见第一章第六节。

2. 注意观察病人生命体征　有颅脑损伤的病人静卧休息,减少搬动;有脑脊液漏的病人取头高位,禁止外耳道或鼻腔填塞与冲洗,也不可用力屏气或擤鼻涕。

3. 术前对可能引起窒息的移位骨折块给予悬吊固定。

4. 术前张口困难、咬合错乱的病人,给口饲管喂流质饮食,保证营养摄入。

5. 术后病人取半卧位,避免压迫伤口,利于伤口引流。

6. 术后及时抽吸口内分泌物,观察舌体及口底肿胀情况,必要时用线穿过舌体,并行固定。

7. 术后行牙弓夹板栓丝固定或颌间牵引的病人,床旁备钢丝剪与吸痰器,一旦发生误吸立即剪短结扎丝与橡皮圈。

8. 切口处留置引流的病人,给予妥善固定,保持引流通畅,准确记录引流液的颜色、性质和量。

9. 行牙弓夹板栓丝固定的病人,观察口内夹板、结扎丝有无松动、断开、移位;行颌间牵引的病人,观察牵引钉有无松动、脱落。观察牙龈或唇、颊黏膜损伤情况。

10. 保持口腔清洁,给予口腔冲洗。

11. 术后行牙弓夹板栓丝固定或颌间牵引的病人,给予口饲管喂流质或鼻饲管喂流质饮食,保证营养供给。

12. 拆除颌间牵引后,立即进行张口训练。

【健康教育】

1. 合并肢端骨折的病人注意防坠床与跌倒。

2. 使用牙弓夹板固定的病人,上颌骨需固定 3~4 周,下颌骨需固定 4~6 周。注意保持固定稳妥。

3. 告知颌间牵引复位的病人,上颌骨牵引需 2~3 周,下颌骨牵引需 3~4 周。注意保持牵引钉固定稳妥,橡皮链牵引在位。

4. 病人拆除颌间牵引后,须立即进行张口训练,训练坚持半年以上,开口度恢复至 3 指为宜。

5. 术后避免手术部位再次受到撞击。

6. 术后 3 个月至半年内,进食软食。

(熊茂婧)

第九节　口腔颌面部肿瘤病人护理常规

口腔颌面部肿瘤主要分为恶性肿瘤和良性肿瘤两大类。良性肿瘤一般以外科手术为主；恶性肿瘤一般采用以手术治疗、化学药物治疗、放射治疗等的综合治疗。

一、牙龈癌

【护理评估】

1. 健康史　询问病人发病前的健康状况，口腔卫生习惯，有无不良牙体或义齿修复；有无癌前病损存在；饮食习惯，有无烟酒嗜好，是否长期喜食辛辣刺激性食物。

2. 身体状况　牙龈癌生长缓慢，早期无明显症状，以溃疡型多见。早期多以牙龈疼痛、出血、牙松动等症状就诊。后期可出现淋巴转移。

3. 心理 - 社会状况　病人可产生严重的心理和精神创伤，表现为悲观厌世、焦虑。

4. 辅助检查　活组织检查、X 线检查。

【护理诊断】

1. 焦虑　与疾病及缺乏治疗和预后的知识有关。

2. 有窒息的危险　与手术后全麻未醒，分泌物误吸；舌后坠有关。

3. 潜在并发症　伤口出血，与手术创伤有关。

4. 自我形象紊乱　与颌骨切除后导致面部组织缺损有关。

5. 营养失调　低于机体需要量，与手术创伤致张口受限、咀嚼困难有关。

【护理措施】

1. 术前常规护理　见第一章第六节。

2. 术前 2 天漱口液含漱，抗生素眼药水滴鼻，保持口鼻清洁，剪除鼻毛，必要时行牙周洁治；上颌骨切除需做眶内容物摘除者，术前 1 日可用抗生素眼药水滴眼，需口内植皮者应准备供皮区皮肤。

3. 腓骨游离组织瓣修复下颌骨缺损病人的准备

（1）腘窝上 2~3cm 至踝关节保持皮肤清洁。

（2）评估两侧小腿动脉搏动强弱；有无先前受伤或其他皮肤的异常现象。

4. 术前充分备血,并根据手术切除范围备好腭护板或预成赝复体。

5. 术后应保持呼吸道通畅,及时吸出口腔内分泌物。

6. 上颌骨切除口内植皮者,应注意观察包扎的碘仿纱布有无脱落。待创口初步愈合应及早进行张口训练。

7. 眶内容物摘除或做单眼包扎的病人,将病人经常使用的物品放在病人伸手能拿到的地方;保持周围无障碍物;加强生活护理。

8. 采用肋骨、肋软骨移植者,可用多头胸带包扎制动,观察有无气胸的征象。

9. 采用髂骨移植者,供骨区沙袋压迫 3~4 天。

10. 采用腓骨移植者取半卧位,下肢抬高,膝屈曲,足居中位。观察供骨肢体远端足背皮肤的湿度和温度、足背动脉搏动等情况。

11. 术后 1 周内给予流质饮食,逐渐改为半流质饮食,保证营养供给,给予富含营养的平衡饮食。每餐后漱口,保持口腔清洁。

【健康教育】

1. 引导病人正确对待面部外观的改变,鼓励病人保持积极向上的心理状态。

2. 介绍有关术后恢复的知识,及早进行义颌修复,以恢复正常的语言及进食功能。

3. 采用腓骨移植者,卧床期间,鼓励病人适当活动脚趾及伸展下肢;一周后练习住杖持轻物,10~12 天后练习行走。

4. 供腓骨区配合理疗,术后 2~3 周可负重,循序渐进;坚持膝、踝关节的功能锻炼。

二、舌癌

【护理评估】

1. 健康史 了解病人的基本情况,应重点了解有无烟酒嗜好,有无锐利牙嵴、残根或不良修复体长期对口腔黏膜的损伤,口腔内有无白斑或扁平苔藓等危险因素。

2. 身体状况 舌癌多发于舌缘,其次为舌尖、舌背及舌根等处,常为溃疡型或浸润型,一般恶性程度较高。晚期可蔓延至口底及下颌骨。早期便发生淋巴结转移,远处可转移至肺部。

3. 心理 - 社会状况 病人多数表现为恐惧、不安和悲观,对治疗预后十分担忧。

4. 辅助检查 X线检查、计算机体层扫描摄片(CT)和磁共振成像(MRI)。

【护理诊断】

1. 恐惧 与被诊断为癌症和缺乏知识有关。

2. 有窒息的危险 与术后易发生舌后坠而致呼吸道阻塞有关。

3. 有感染的危险 与术后口腔卫生困难有关。

4. 语言沟通障碍 与舌切除有关。

5. 营养失调 低于机体需要量,与术后张口受限、咀嚼及吞咽困难有关。

【护理措施】

1. 行颈淋巴清扫术者需进行面部、颈部、耳周、锁骨周围、腋窝处的皮肤准备,原则是备皮范围大于手术区 5~10cm。

2. 做一侧下颌骨切除者,术前应为病人做好健侧的斜面导板,并试戴合适。

3. 教会病人有效的咳痰方法,戒烟,学会床上大小便。教会病人一些固定的手势表达基本的生理需要,或用书面的形式进行交流,也可制作图片让病人选择想表达的含义。

4. 术后及时清除口腔的分泌物,保持呼吸道通畅。若舌体用 7# 缝线牵拉固定防舌后坠者,应保持缝线固定稳妥。鼓励病人深呼吸和咳嗽;监测血氧饱和度;必要时行雾化吸入。

5. 术后完全清醒,可采取半卧位。

6. 伤口加压包扎,仔细观察颈部敷料及口内创口有无渗血或出血,如敷料上有渗血时,须用笔在浸湿的敷料边缘做记号以勾画出当时的范围,并记录日期、时间、量、颜色、性质等。

7. 保持负压引流管通畅,并密切观察引流液的量、颜色及性状。保持连续不间断负压吸引。一般术后引流量12 小时内不超过 250ml。引流物颜色由暗红→深红→淡红色逐渐变淡。

8. 注意观察体温变化。

9. 做好口腔护理。先用 1%~1.5% 过氧化氢液清除口内分泌物及血痂,

再用生理盐水冲洗口腔,也可根据病情用氯己定液漱口或行口腔冲洗,每日
3~4 次。

10. 给予营养丰富的平衡饮食,如混合奶、要素饮食进行管喂。

11. 舌癌切除行游离组织瓣整复者,应密切观察皮瓣的颜色、温度、皮纹、
质地、毛细血管充盈等。

（1）颜色:一般术后 1~2 天内皮瓣颜色苍白,以后逐渐恢复正常。如发现
皮瓣颜色发紫、变暗,为静脉回流障碍所致;如皮瓣表面起水泡或为灰白色,为
动脉血流受阻。

（2）温度:皮瓣移植温度一般低于正常组织 3~6℃。温度过低,颜色出现
变化则应汇报医生探查处理。

（3）皮纹:皮瓣表面正常的皮纹皱褶。如发生血管危象则皮纹消失,皮纹
肿胀。

（4）质地:皮瓣移植后仅有轻度的肿胀,如皮瓣明显肿胀,质地变硬,可能
出现血管危象,应予以处理。

（5）皮瓣毛细血管充盈反应:可用棉花签轻压皮瓣,压后皮瓣在 5 秒钟内
颜色恢复至正常者为良好。

12. 评估病人读写能力,术前教会病人简单的手语　术后可用写字板、
笔、纸进行交流,对于不能读写的病人也可用图片;主动关心病人,加强语言沟
通障碍病人的护理。

【健康教育】

1. 告知病人有关活动的注意事项　出院后可继续日常活动;避免压迫、
撞击术区;睡觉时适当抬高头部。

2. 指导病人有关饮食方面的知识　出院 1 个月内避免进食辛辣、硬的饮
食;进食营养丰富的平衡饮食,以利身体恢复。

3. 用柔软的牙刷刷牙,每餐后漱口;保持切口处干燥,洗脸时勿触及伤
口,洗头时头稍向后倾,避免水污染伤口。

4. 提供有关语言训练及舌体动度训练的知识。

三、腮腺多形性腺瘤

【护理评估】

1. 健康史　询问病人全身健康状况等。了解最初发现的时间、确切的部
位、生长速度以及最近是否发生突然加速生长,有无面瘫症状。

2. 身体状况　一般可无自觉症状。表现为耳垂下、耳前区或腮腺后下部的肿块。

3. 心理-社会状况　病人及家属可有紧张、恐惧、焦虑和自我形象紊乱。

4. 辅助检查　CT、MRI 检查。

【护理诊断】

1. 恐惧/焦虑　与疾病和手术有关。

2. 自我形象紊乱　与面神经功能障碍有关。

3. 潜在并发症　涎瘘、感染、伤口出血。与手术创伤有关。

【护理措施】

1. 术前常规护理　见第一章第六节。

2. 术后意识未清醒的病人取头偏向一侧平卧位,意识清醒的病人采取半卧位。

3. 保持呼吸道通畅,及时吸出口腔及呼吸道分泌物。鼓励病人深呼吸和咳嗽。

4. 保持局部敷料有效压迫包扎,5~7 天拆线后应继续加压包扎数天。

5. 腮腺手术后禁忌酸、辣刺激性食物和药物,防止腮腺涎瘘的发生。

6. 面神经功能观察及护理(表 1-9-1)。

表 1-9-1　面神经麻痹的症状、体征及护理措施

受刺激的面神经	症状、体征	护理措施
颞支	不能皱额	
颧支	眼睑闭合不全	注意眼的保护,可用眼膏涂敷,晚间以油纱布覆盖,以防暴露性角膜炎的发生
颊支	不能鼓颊	
下颌缘支	下唇麻木,鼓颊时口角向健侧歪斜	预防咬伤下唇及流涎污染绷带,同时还应预防食过烫食物引起口腔软组织烫伤
颈支	颈部皮纹消失	

【健康教育】

1. 出院后可正常活动,睡眠时适当抬高头部。

2. 注意伤口保护,避免压迫、撞击术区;保持切口处干燥。

3. 避免进食刺激性尤其是酸性食物,以防涎液分泌潴留,影响伤口愈合。

4. 在进食前 30 分钟服用阿托品,以减少进食时的唾液分泌。暂时性面瘫病人嘱应积极配合维生素 B_1、维生素 B_{12} 药物治疗和理疗。

5. 嘱术后 1 个月复查。

(毕小琴)

第十节 唇腭裂病人护理常规

一、唇、腭裂

唇裂和腭裂是口腔颌面外科的常见病、多发病。唇腭裂畸形不但影响病人的容貌和咀嚼、吞咽、呼吸、语音等功能,还会不同程度地导致病人及其家人心理状况的改变。因而,唇腭裂序列治疗的目标是最大限度地恢复病人的生理、心理以及社会适应等功能。

【护理评估】

1. 健康史 了解入院前 3 周内有无上感、腹泻、发热等;了解婴幼儿的喂养情况、有无吐奶史;了解有无先心病、疝气、癫痫等病史。

2. 身体状况 评估病人手术年龄及体重,唇裂年龄应≥2 个月,体重应≥5kg;腭裂手术年龄应≥6 个月,体重应≥7kg;排查是否为综合征性唇腭裂,如有无小下颌畸形;裂隙程度及口周皮肤状况;有无咽部红肿,听诊双肺呼吸音情况;14 岁以下儿童行生长发育情况评估。

3. 心理 - 社会状况 评估病人及其家庭的社会经济状况、情绪控制、自我认知能力等方面内容;评估病人及其家长对疾病相关知识的了解情况、对治疗的认知情况等。

4. 辅助检查 常规术前检查,腭裂病人行听力、中耳功能、鼻咽纤维镜检查等。

【护理诊断】

1. 焦虑 与住院环境改变及担心治疗效果有关。

2. 潜在呼吸困难 与麻醉气管插管、呼吸道分泌物增加有关。

3. 潜在出血　与手术、婴幼儿病人过度哭闹有关。

4. 潜在感染　与机体抵抗力下降、手术创伤有关。

5. 潜在营养失调　与裂隙存在，父母缺乏喂养知识有关。

6. 语言沟通障碍　与腭裂语音不清有关。

7. 疾病相关知识缺乏　对唇腭裂病因、喂养知识、治疗与康复相关知识缺乏。

【护理措施】

1. 术前常规护理见第一章第六节。

2. 不改变喂养习惯、避免更换奶粉、防止腹泻；术前6~8小时禁食固体食物（含牛奶），术前4小时禁食液体食物（含果汁、糖水），术前2小时可进食清饮料（如术能等多维饮料、白开水等）。

3. 术后保持呼吸道通畅

（1）及时抽吸口内分泌物，维持血氧饱和度≥95%以上。

（2）腭裂术后舌头以缝线行预防性牵拉。

（3）打鼾明显者，保持头部后仰位，防止颈部屈曲；必要时予俯卧位。

（4）腭裂术后可行雾化吸入。

4. 术后24小时内行心电监护。

5. 输液护理

（1）小儿输液量按标准计算：禁食期间按照生理需要量的标准公式进行，即首10kg为100ml/（kg·d），次10kg为50ml/（kg·d），其余为20ml/（kg·d）。开始进食患儿，其补液量应在生理需要量的基础上减去平均饮入量。即年龄≤6个月的术后患儿，减去手术当日的平均饮入量（生理需要量的40%）；年龄>6个月、≤1岁的患儿，减去手术当日的平均饮入量（生理需要量的25%）。若个别患儿手术当日饮入量未达到平均进食量时，应酌情追补液体。

（2）患儿需严格调控输液速度，按输液速度公式计算，即滴速/min=体重×（3~5ml)/h÷60min×20滴。

6. 伤口护理

（1）唇裂伤口以生理盐水棉签清洁，每日3次，并涂抹保湿祛疤产品。

（2）减轻唇部伤口局部张力，防哭闹、忌抓挠、禁食硬物、忌碰撞，可使用唇弓制动。

（3）腭裂术后需严密观察腭裂伤口有无渗血、肿胀，及口内敷料固位情况。

（4）腭裂伤口少量渗血,可予呋麻滴鼻液滴鼻,或以肾上腺素纱条填塞鼻腔止血。若出血过多,或有较大血肿形成,应重返手术室止血。

（5）唇裂术后 5~7 天拆线（使用可吸收线者不必拆线）。

（6）腭裂伤口不必拆线,放置碘仿纱者,可在术后 2~3 天拆除。

7. 饮食护理

（1）全麻清醒后 2 小时开始进食,先饮少量温开水,观察半小时无呕吐、呛咳后,再饮温糖水 50~100ml,之后逐渐过渡到温牛奶。

（2）患儿仍沿用术前喂养方式,一次进食量控制在平时的 2/3,避免过饱呕吐。

（3）成人唇裂病人术后次日可进软食或普食。

（4）腭裂术后次日至 2~3 周内进食软食;食物的温度以温凉为宜;术后第 4 周可进普食;术后半年内避免进坚硬、带刺食物。

8. 口腔护理　唇裂患儿予温凉开水漱口或吞服;大于 5 岁的病人可予药物漱口液含漱;刷牙时应避免戳及伤口。

9. 使用鼻模者需注意观察鼻模的固位情况。

【健康教育】

1. 进行唇腭裂相关疾病知识、序列治疗知识的宣教。

2. 对家长进行饮食护理及喂养知识宣教。

3. 行婴儿呛奶的紧急处理方法宣教。

4. 教会家长唇部伤口清洗的方法。

5. 口腔护理指导。

6. 避免使用筷子或吸管,以免误伤伤口。

7. 对家长进行唇部瘢痕按摩知识宣教。

8. 对家长进行鼻模佩戴方法的指导。

9. 唇裂术后 1 年复诊。

10. 3 岁以下腭裂手术患儿 3 岁半复诊;3 岁以上者术后 1 年复诊。

二、牙槽突裂

【护理评估】

1. 健康史　与唇、腭裂相同;详见本节唇腭裂护理评估内容。

2. 身体状况　评估病人的年龄（≥7 岁）、体重、营养状况;评估牙槽突裂裂开程度及中切牙萌出情况;评估口腔卫生情况及有无龋齿;14 岁以下儿童行生长发育评估;检查病人有无咽部红肿;听诊双肺呼吸音情况。

3. 心理 - 社会状况　与唇、腭裂相同;详见本节唇腭裂护理评估内容。

4. 辅助检查　常规术前检查;上牙槽区及腭部 CBCT。

【护理诊断】

1. 焦虑　与住院环境改变、对治疗效果担心有关。

2. 潜在呼吸困难　与麻醉气管插管、呼吸道分泌物增加有关。

3. 潜在营养失调　与术后禁食受限、营养摄入不足有关。

4. 潜在感染　与机体抵抗力下降,以及口腔清洁度有关。

5. 疾病相关知识缺乏　对序列治疗与康复相关知识缺乏。

【护理措施】

1. 术前常规护理　见第一章第六节。

2. 术后注意保持呼吸道通畅,及时抽吸呼吸道分泌物。

3. 术后 24 小时内行心电监护。

4. 输液护理　同唇腭裂术后护理部分。

5. 伤口护理

(1)手术当日可冰敷面部以改善肿胀程度。

(2)观察植骨处有无出血及骨渣溢出,有无异味。

(3)观察髂骨取骨处伤口有无渗血及皮下气肿。

(4)术后 72 小时内避免过度活动。

6. 饮食护理

(1)手术当日同唇裂术后饮食护理内容。

(2)使用口饲管(由一小段胃管及 20ml 注射器针筒连接而成)经口喂食流质,应避开植骨区,以免食物残渣污染伤口。

(3)术后 1 周内采用口饲管进食流质或半流质饮食;1 周后进食软食;1 个月后进食普食,避免过硬及辛辣带刺食物。

7. 口腔护理　同唇腭裂术后护理。

【健康教育】

1. 行唇腭裂相关疾病知识及序列治疗知识的宣教。

2. 对家长进行口饲管喂养方法宣教。

3. 伤口护理宣教

(1)髂骨取骨处术后 10~14 天拆线(使用可吸收线者不必拆线)。

（2）术后 3 个月内应避免剧烈活动（比如跑步、骑自行车、滑板等）。

4. 口腔卫生知识宣教。

5. 术后 1 年复查 CBCT。

6. 口内伤口完全愈合后可辅以正畸治疗。

（龚彩霞）

第十一节　颞下颌关节疾病病人护理常规

颞下颌关节最常见的三种疾病是颞下颌关节紊乱病、颞下颌关节脱位和颞下颌关节强直，这些疾病不仅会影响颞下颌关节正常生理功能，关节强直还可造成口腔颌面部畸形，甚至引起阻塞性睡眠呼吸暂停综合征。

一、颞下颌关节紊乱病

【护理评估】

1. 健康史　评估病人有无药物过敏史、手术史；家族中有无肥胖、打鼾者；病人工作和生活紧张程度；病人咀嚼习惯、夜磨牙、打哈欠等情况。

2. 身体状况　评估病人下颌运动是否异常，有无开口度和开口型异常以及关节绞锁等；病人咀嚼时关节区或关节周围肌肉群有无疼痛；开口时，关节有无弹响和杂音，是否伴随其他症状，如头痛、耳鸣、眩晕等。

3. 心理 - 社会状况　评估病人心理情况、家庭经济状况；病人及家属对疾病治疗相关知识的了解程度以及对治疗效果的期望等。

4. 辅助检查　X 线检查。

【护理诊断】

1. 焦虑　与疾病长期影响有关。

2. 疼痛　与疾病引发的器质性破坏或肌痉挛有关。

3. 进食障碍　与张口、闭口受限有关。

4. 语言沟通障碍　与张口、闭口受限有关。

5. 自我形象紊乱　与面型及功能改变有关。

6. 知识缺乏　对颞下颌关节紊乱病病因、治疗相关知识缺乏。

【护理措施】

1. 手术前常规护理　见第一章第六节。

2. 口腔护理可用含漱、棉球擦洗或注射器冲洗口腔,不宜刷牙。

3. 进食困难的病人,可给予营养丰富的流质或软食。

4. 关节疼痛和张口受限者,可给予局部热敷、针灸、按摩和理疗。

5. 术后保持呼吸道通畅床旁备中心负压吸引器或电动吸引器。

6. 保持引流管通畅观察引流条或引流管有无扭曲、受压、脱落,以及引流物的量、色、性状。

7. 减轻局部肿胀和疼痛术后冷敷,必要时给予止痛药或止痛泵。

8. 保持口腔清洁,可用含漱、冲洗口腔或软毛刷刷牙。

9. 指导病人进行关节运动功能康复训练。

【健康教育】

1. 指导病人进营养丰富、清淡、流质饮食,逐渐过渡到普食。半年内注意避免食用坚硬食物,避免偏侧咀嚼。

2. 告知病人避免过度寒冷刺激,转凉时可用热毛巾热敷关节患处。

3. 嘱病人保持良好的心理状态的重要性,避免精神紧张、焦虑等。

4. 告知病人开口训练时间和方法　一般术后 1 周开始训练,逐渐加大开口度,训练时间在 6 个月以上。

5. 嘱病人遵医嘱定期复查。

二、颞下颌关节脱位

【护理评估】

1. 健康史　了解病人的全身及精神状况,有无张口过大,如打哈欠、大笑、咬过大和过硬食物等不良生活习惯;下颌前区有无遭受过大压力或暴力;有无习惯性脱位,有无颞下颌关节紊乱病等。

2. 身体状况　评估病人是单侧还是双侧脱位;有无开𬌗和语言不清、流涎、咀嚼和吞咽困难等;评估病人耳屏前关节区有无凹陷,扪之髁突有无前移。

3. 心理 - 社会状况　见本章颞下颌关节紊乱病病人的心理 - 社会状况。

4. 辅助检查　X 线检查。

【护理诊断】

1. 焦虑　与疾病以及对治疗效果担心有关。

2. 自我形象紊乱　与不能完全闭口有关。

3. 知识缺乏　对颞下颌关节脱位的病因及治疗相关知识缺乏。

4. 进食障碍　与颞下颌关节脱位后导致张口、闭口受限有关。

5. 语言沟通障碍　与颞下颌关节脱位导致张口、闭口受限有关。

【护理措施】

1. 手法复位前护理

（1）嘱病人做好思想准备,放松,必要时给予镇静剂。

（2）病人坐硬椅上,端坐位,背部和头部靠高背椅。

（3）按摩关节和咬肌区数分钟。

（4）准备无菌手套和纱布,纱布缠于医生拇指上（防病人咬伤）,协助关节复位。

2. 手法复位后护理

（1）复位后,用弹力绷带固定 2~3 周限制下颌运动,开口不宜超过 1cm。

（2）弹力绷带固定时,不可过紧,以放入示指 1 指为宜,保持病人呼吸通畅。

3. 需全麻下行手术复位病人,术前常规护理见第一章第六节 "一、手术前病人护理" 措施部分。

4. 术后行全麻后常规护理。

5. 进流质食物,必要时用鼻饲饮食。

【健康教育】

1. 指导手法复位病人 1 周内进软食,然后过渡到普食;手术复位病人进流质饮食 2 周,半流质饮食 1 周,软食 1 周,再过渡到普食。

2. 告知病人预防疾病相关知识,纠正不良生活习惯。

3. 指导病人保护关节方法,避免过度寒冷刺激和张口过大,改变不良的生活习惯,教会局部按摩方法。

4. 教会病人口腔清洁方法。

5. 嘱病人定期复查。

三、颞下颌关节强直

【护理评估】

1. 健康史　评估病人的全身健康状况、生长发育、心肺功能、营养状况和进食方式及精神状况等；有无患过中耳炎、下颌骨骨髓炎，以及关节损伤、骨折史、烧伤和放射治疗史以及其他口腔内手术史；有无其他疾病家族史和过敏史以及其他疾病情况；有无打鼾史，睡眠情况和睡眠的质量等。

2. 身体状况　评估病人有无进行性张口困难或完全不能张口；病人有无面下部发育障碍、畸形（面容两侧不对称）；咬合关系是否正常；病人髁突活动情况。

3. 心理 - 社会状况　了解病人的心理状况、社会支持状况、家庭经济条件；病人及家属对疾病认识以及对治疗效果的期望值。

4. 辅助检查　X 线、CT 检查。

【护理诊断】

1. 焦虑　与疾病造成的面部畸形，及对生活的影响有关。

2. 有呼吸道梗阻的危险　由于畸形的存在，病人呼吸结构可能产生紊乱，造成上呼吸道狭窄，可能会产生呼吸暂停。

3. 知识缺乏　缺乏颞下颌关节强直的病因及治疗的相关知识。

4. 进食障碍　与张口、闭口受限有关。

5. 语言沟通障碍　与张口、闭口受限有关。

6. 自我形象紊乱　与面部畸形有关。

【护理措施】

1. 手术前常规护理　见第一章第六节。

2. 评估病人打鼾和睡眠情况。

3. 除常规术区备皮外，术前应清洁术区的耳廓及外耳道。

4. 严密观察病人术后意识情况。

5. 保持呼吸道通畅　及时抽吸呼吸道内分泌物，必要时可以进行超声或氧气雾化。

6. 伤口护理　观察伤口引流条或引流管是否通畅；有无松落以及引流物的颜色、性状和量。对取肋骨病人，观察病人呼吸情况，伤口有无皮下气肿和气胸发生。

7. 对行下颌骨牵张成骨术病人，应保持伤口清洁干燥，并协助医生定时牵引。

8. 术区冰敷，防止病人冻伤。

9. 口腔护理　进食后用温开水或生理盐水立即清洁口腔。

10. 饮食指导　流质饮食,逐步改为流质、半流质和普食。

【健康教育】

1. 指导病人进清淡,含蛋白质丰富的饮食,忌辛辣刺激和活血化瘀的食物。

2. 指导病人术后 7~10 天开始进行开口训练,并保持训练时间至少半年以上。开口训练方法见第二章第一节。

3. 行颌骨牵引的病人,应教会病人清洁伤口的方法,告知其伤口感染的主要症状,一旦出现相应症状应及时到医院就诊。

4. 告知病人保护颌骨牵引器的方法,避免参加危险性运动,防止病人跌倒。

5. 嘱病人定期复查,并择期完成牵引器取出或二次手术。

第十二节　牙颌面畸形病人护理常规

牙颌面畸形是指因颌骨发育异常引起的颌骨体积、形态以及上下颌骨之间及其与颅颌面其他骨骼之间的关系异常和随之伴发的𬌗关系及口颌系统功能异常与颜面形态异常。现在临床中主要采用现代外科手术与口腔正畸治疗相结合的方式来解决骨性牙颌面畸形。

【护理评估】

1. 健康史　询问病人引起错𬌗畸形的原因,有无家族遗传史;评估病人有无高血压、心脏病、血液性疾病等;病人心肺功能、凝血功能。

2. 身体状况　病人常有对称或非对称颜面部发育畸形,畸形可单独或同时发生在上颌骨及下颌骨,常伴有咬合异常、错𬌗和咀嚼功能异常等。

3. 心理 - 社会状况　评估病人和家属对该疾病正颌正畸联合治疗方法的接受程度和配合度;病人和家属对手术和麻醉风险的承受能力以及对治疗效果的期望值;对治疗费用的承受能力等。

4. 辅助检查　X 线头影测量、牙𬌗模型分析、颅面三维 CT 或 MRI 检查。

【护理诊断】

1. 焦虑　与住院环境改变以及对手术风险、手术效果担忧有关。

2. 社交孤立　与病人自卑心理、性格孤僻等有关。

3. 有窒息的危险　与术后颌间结扎、口底肿胀、伤口出血以及呼吸道分泌物增加等有关。

4. 潜在并发症　感染、伤口出血，与手术创伤有关。

5. 语言沟通障碍　与术后颌间固定、牵引、结扎所致语言表达困难有关。

6. 营养不良　与术后伤口疼痛、进食方式改变有关。

【护理措施】

1. 手术前常规护理　见第一章第六节。

2. 口腔护理　术前 3 天用漱口液漱口，术晨刷牙，术前 30 分钟再次用漱口液含漱至少 5 分钟以上。

3. 行上颌手术病人除常规备皮外，术前应清洁鼻腔，剪鼻毛。

4. 严密观察病人术后神志和意识情况。

5. 保持呼吸道通畅　及时有效地清除口腔和呼吸道内的分泌物，必要时用氧气或超声雾化。

6. 伤口护理　观察伤口有无渗血、渗液及肿胀度；下颌骨手术应观察病人口底、舌体是否肿胀，伤口有无出血以及颌下区有无肿胀等；上颌骨手术应观察病人咽后壁有无出血和渗血等；观察引流条或引流管是否通畅，有无松落以及引流物的颜色、形状和量。

7. 术后冰敷，减轻伤口局部肿胀和疼痛。

8. 注意观察伤口有无感染　术后 3~6 天病人体温降至正常后突然升高或一直发热，且并伴有术区红、肿、热、痛等症状，疑伤口继发感染的可能。

9. 保持口腔清洁　每次进食后行冲洗口腔，再用含氯漱口液漱口 3 次 / 日，必要时可借助棉签、探针彻底有效地清除牙齿上的软垢、食物碎屑、牙菌斑等。

10. 营养指导　术后第 1 天可采用口饲管给予富含营养的流质饮食。每次进食量约为 100~300ml，间隔 2~3 小时，具体可视病人耐受程度进行调整。

【健康教育】

1. 鼓励病人多进营养丰富、清淡、流质饮食；禁忌辛辣刺激、过烫的食物；禁忌有加速血液循环作用的中药等。

2. 教会病人清洁口腔的方法,保持口腔清洁。

3. 告知病人术后 3~6 个月避免剧烈活动,避免挤压、碰撞术区。

4. 告知病人洗头、洗澡注意事项,水温不宜过高,洗澡时间不宜过长。

5. 嘱病人定期复查,如有不适,应随时就诊。

(邓立梅)

第二章

口腔专科护理操作技术常规

第一节　口腔专科操作技术

一、口腔门诊操作技术

（一）诊间消毒

诊间消毒是指病人治疗结束后至下一位病人治疗前，护士对综合治疗椅进行消毒避污的一项技术。

【操作目的】

1. 防止交叉感染。

2. 为病人提供一个整洁、安全的治疗环境。

【操作流程】

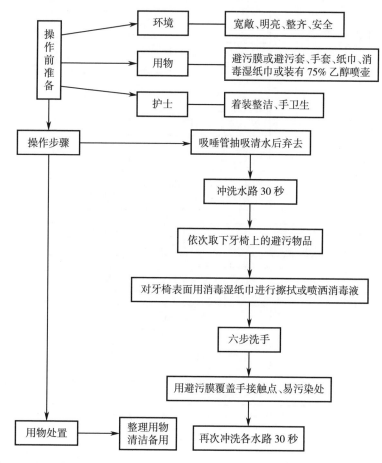

【注意事项】

1. 牙椅上的避污物品去除顺序应遵循从轻度、中度、重度污染的原则。

2. 完成两次水路冲洗,治疗前、后各 1 次,冲洗时间≥30 秒。

3. 处置完后,在接触病人前需认真洗手。

(廖学娟)

(二) Gracey 刮治器时钟修磨

Gracey 刮治器时钟修磨技术是以时钟为坐标修磨刮治器的一项操作技术。该项操作技术修磨角度准确、操作方法简便、易于掌握。

【操作目的】

1. 把圆钝器械的切割端重新磨锐。

2. 尽可能保留工作端原本的设计特性。

【操作流程】

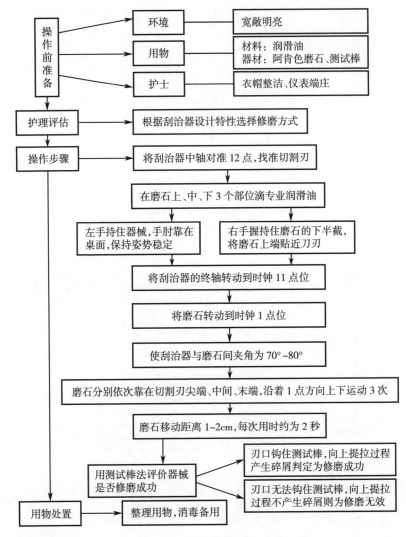

【注意事项】

1. 正确握持刮治器和磨石,建立正确的磨石角度。

2. 转动磨石分段磨锐刮治器切割刃的末端、中间及尖端,以保存切割刃的设计特点。

3. 修磨切割刃产生突起的金属锐边,可使用磨石沿切割刃向下提拉抛光来避免金属锐边的产生。

（陈 文）

（三）橡皮防水障的安装和使用

橡皮防水障是口腔门诊治疗中最有效的一种隔湿方法，它可避免口腔中的唾液、血液、龈沟液等污染治疗术区，防止口腔治疗用的细小器械、钻牙的碎屑及材料等误入消化道或（和）呼吸道。

【操作目的】

1. 防止病人误吸或误咽滑落入口腔的细小器械、材料、组织碎屑等。

2. 将手术区与口腔软组织、唾液隔离，避免具有腐蚀性的药物对口腔软组织的刺激，为术者提供清晰的术野。

3. 免去病人漱口吐唾液的时间，提高工作效率。

4. 保护医生，有效避免由于治疗中病人口腔内血液、唾液等喷溅而引起的感染。

【操作流程】

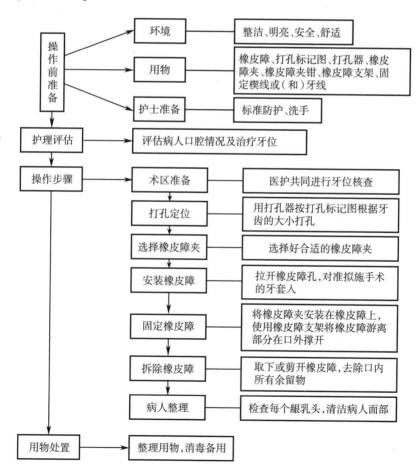

【注意事项】

1. 操作前需核准牙位,在打孔定位图标上做好标记,确保打孔位置准确。

2. 橡皮障必须附在支架上,并且有足够张力,避免塌陷,以达到防水、隔湿功能。

3. 橡皮障应盖住病人的口腔但不能遮挡鼻部,以免影响呼吸。

（李灏来）

（四）蜡基托的制作

颌位记录蜡基托是指用红蜡片在石膏模型上制作的用来确定并记录病人咬合关系的𬌗托。适用于牙列缺失、牙列缺损需确定咬合关系者。

【操作目的】

确定并记录病人的咬合关系。

【操作流程】

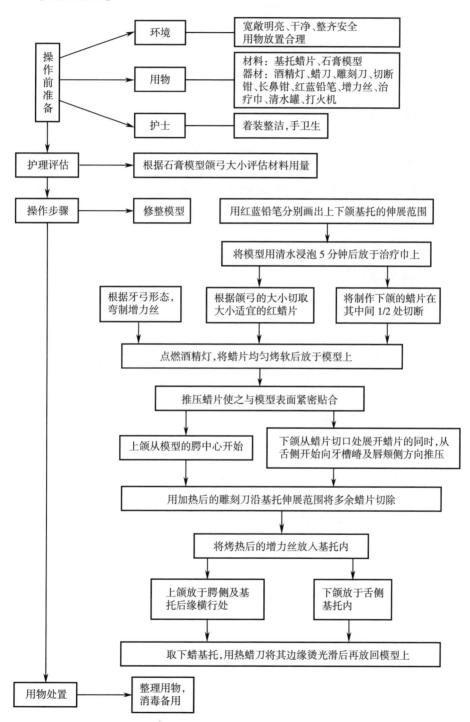

【注意事项】

1. 制作前需将模型浸泡,避免制作时蜡片与石膏粘连。

2. 护士将烤软后的蜡片放于模型上时,注意用双手同时左右均匀推压蜡片,使蜡片既与模型贴合,又可防止制作好的蜡基托左右翘动。

3. 增力丝分别放置于上颌腭侧及下颌舌侧内,避免放置于牙槽嵴顶部影响咬合关系的确定。

(鲁 喆)

(五)石膏模型灌注

石膏模型灌注术是指将石膏和水按一定比例调和均匀后,按照一定的规范注入印模中,将印模灌注成石膏模型的技术。

【操作目的】

将印模灌注成石膏模型。

【操作流程】

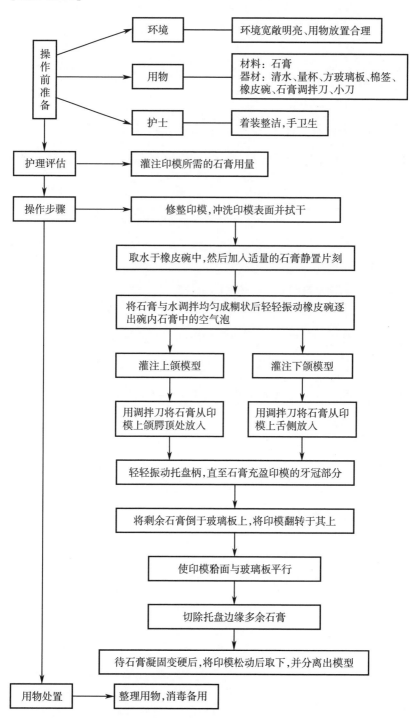

操作前准备
- 环境 → 环境宽敞明亮、用物放置合理
- 用物 → 材料：石膏
器材：清水、量杯、方玻璃板、棉签、橡皮碗、石膏调拌刀、小刀
- 护士 → 着装整洁，手卫生

护理评估 → 灌注印模所需的石膏用量

操作步骤 → 修整印模，冲洗印模表面并拭干

取水于橡皮碗中，然后加入适量的石膏静置片刻

将石膏与水调拌均匀成糊状后轻轻振动橡皮碗逐出碗内石膏中的空气泡

灌注上颌模型 / 灌注下颌模型

用调拌刀将石膏从印模上颌腭顶处放入 / 用调拌刀将石膏从印模上舌侧放入

轻轻振动托盘柄，直至石膏充盈印模的牙冠部分

将剩余石膏倒于玻璃板上，将印模翻转于其上

使印模殆面与玻璃板平行

切除托盘边缘多余石膏

待石膏凝固变硬后，将印模松动后取下，并分离出模型

用物处置 → 整理用物，消毒备用

【注意事项】

1. 调拌时先取水后加入石膏,静置 10 秒左右后再进行调拌。

2. 将调拌好的石膏轻轻振荡一下,排出材料中的气泡后再进行模型灌注。

3. 水、粉比应当尽量准确,不要在操作中随意添加水或石膏。

（鲁　喆）

（六）自凝树脂暂时冠桥的制作（间接法）

间接法自凝树脂暂时冠桥的制作是指固定修复牙体预备完成后,先取模、灌模,然后再用自凝树脂在石膏模型上制作暂时冠桥的技术。暂时冠桥是在牙体预备后至最终修复体完成前病人不能自由取戴的暂时性修复体。

【操作目的】

1. 暂时恢复病人前牙美观或后牙部分咀嚼功能。

2. 保护活髓牙不受冷热刺激。

【操作流程】

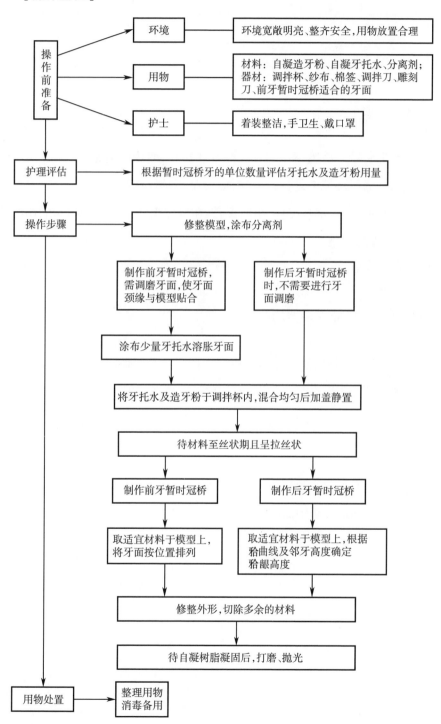

【注意事项】

1. 牙托水属于易燃、有刺激性、挥发性材料,使用时需远离火源;操作时需戴口罩,在通风环境中进行;储存时应加盖、密闭、避光。

2. 酚类物质会影响自凝树脂的聚合,在操作中要注意自凝树脂的调拌用具不要被丁香酚污染。

（鲁　喆）

（七）透明压膜保持器的制作

透明压膜保持器的制作是指用压膜机把加热成形膜片在石膏模型上热压成形,并修剪、打磨出适合正畸病人戴用的保持器的技术。

【操作目的】

1. 把加热成形透明膜片压制成正畸保持器。

2. 将牙齿固定在矫治后的位置上,避免复发。

【操作流程】

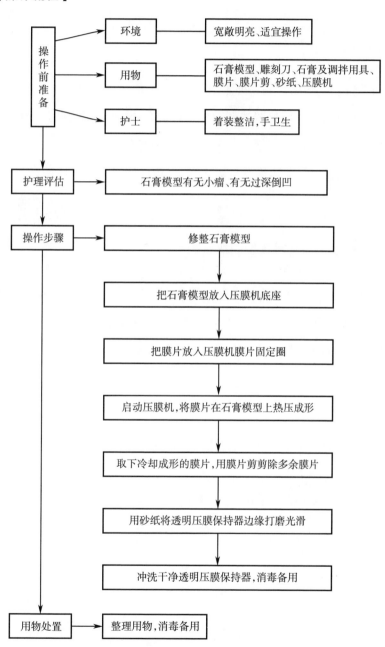

【注意事项】

1. 石膏模型、压膜机底座处于水平位,避免加压过程中损坏石膏模型。

2. 修剪透明压膜保持器的高度应平牙齿颈缘,长度需覆盖远中最后一颗牙齿,以达到将牙齿固位在矫治后的牙位上,避免复发。

3. 透明压膜保持器边缘要打磨光滑,以免损伤病人口腔黏膜。

（刘漫丽）

（八）种植义齿修复模型制取

种植义齿修复模型制取技术是指将硅橡胶印模材料在其可塑或流动的状态下制取口腔内种植区域阴模,再将阴模灌注成石膏阳模以还原口内情况,完成种植义齿修复的技术。

【操作目的】

1. 利用印模转移体、印模帽、种植体替代体等部件制取口内种植区域的模型。

2. 将阴模翻制成阳模,用以制作种植义齿修复体。

【操作流程】

1. 开窗式印模制取

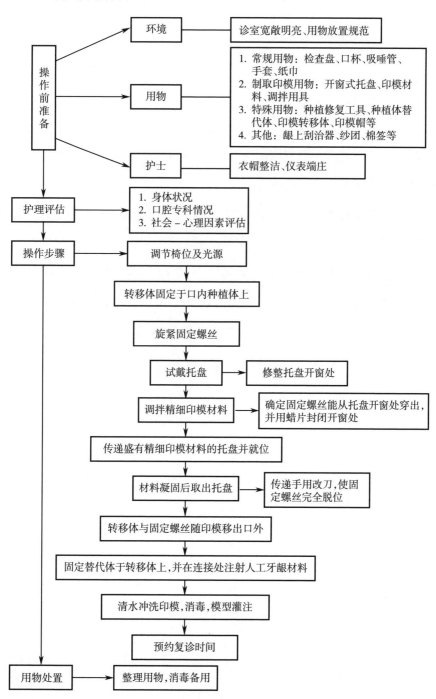

【注意事项】

（1）开窗式托盘一般选取易于修整、不易变形的塑料托盘，以便于根据种植手术区域进行个性化开窗设计。

（2）将精细印模材料装入托盘时，应使殆槽内的硅橡胶材料连续、均匀、无间隙、无气泡。

（3）精细印模模型制取完毕后，应吹干、消毒，均匀涂抹一层分离剂，待干后进行人工牙龈的制作。精细印模模型需静置 30 分钟后方可灌注。

（4）在种植体替代体和转移体连接处注射人工牙龈材料，注射高度需高出转移体和替代体接缝处约 2mm，确保牙龈材料未压迫邻牙，形状饱满。

（5）放置印模转移体后，嘱病人不可用力咬合，印模制取完成后，方可漱口或闭口。

（6）开窗式印模制取适用于个性化取模和四颗以上的种植体或不平行种植体等较为复杂情况。

2. 非开窗式印模制取

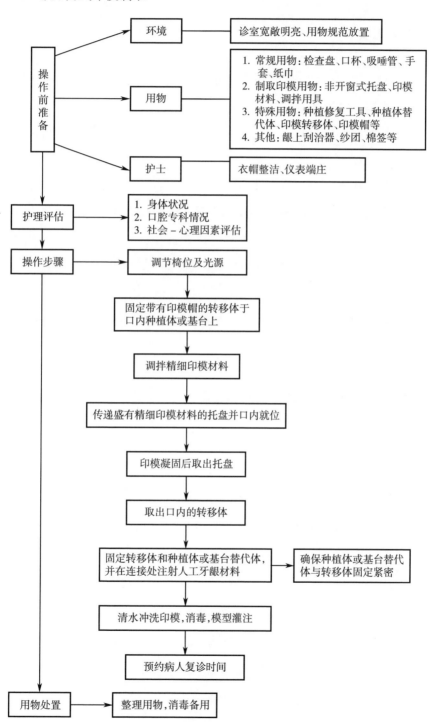

操作前准备
- 环境 —— 诊室宽敞明亮、用物规范放置
- 用物 ——
  1. 常规用物：检查盘、口杯、吸唾管、手套、纸巾
  2. 制取印模用物：非开窗式托盘、印模材料、调拌用具
  3. 特殊用物：种植修复工具、种植体替代体、印模转移体、印模帽等
  4. 其他：龈上刮治器、纱团、棉签等
- 护士 —— 衣帽整洁、仪表端庄

护理评估
1. 身体状况
2. 口腔专科情况
3. 社会 – 心理因素评估

操作步骤 → 调节椅位及光源

固定带有印模帽的转移体于口内种植体或基台上

调拌精细印模材料

传递盛有精细印模材料的托盘并口内就位

印模凝固后取出托盘

取出口内的转移体

固定转移体和种植体或基台替代体，并在连接处注射人工牙龈材料 → 确保种植体或基台替代体与转移体固定紧密

清水冲洗印模，消毒，模型灌注

预约病人复诊时间

用物处置 → 整理用物，消毒备用

【注意事项】

（1）非开窗式托盘一般选取具有刚性特质的不锈钢托盘或塑料托盘，以确保印模模型不因托盘变形而影响其精确性。

（2）将精细印模材料装入托盘时，应使殆槽内的硅橡胶材料连续、均匀、无间隙、无气泡。

（3）精细印模模型制取完毕后吹干、消毒，均匀涂抹一层分离剂待干后，进行人工牙龈的制作，精细印模模型需静置 30 分钟后方可灌注。

（4）在种植体替代体和转移体连接处注射人工牙龈材料，注射高度需高出转移体和替代体接缝处约 2mm，确保牙龈材料未压迫邻牙，形状饱满。

（5）选择与愈合帽相匹配的非开窗取模套件，确保印模帽完全就位。

（杜书芳）

二、口腔颌面外科护理操作技术

（一）口腔冲洗

口腔冲洗是通过用一定冲击力的漱口液，冲洗口腔内各面及牙齿各面，进一步清除口内污垢，继而增加口腔护理的效果。

【操作目的】

1. 保持口腔清洁、湿润，预防口腔感染等并发症。

2. 去除病人口腔异味、牙垢，增进病人的食欲，保证病人的舒适。

3. 观察病人口腔黏膜和病情的变化，为医疗和护理的治疗提供依据。

【操作流程】

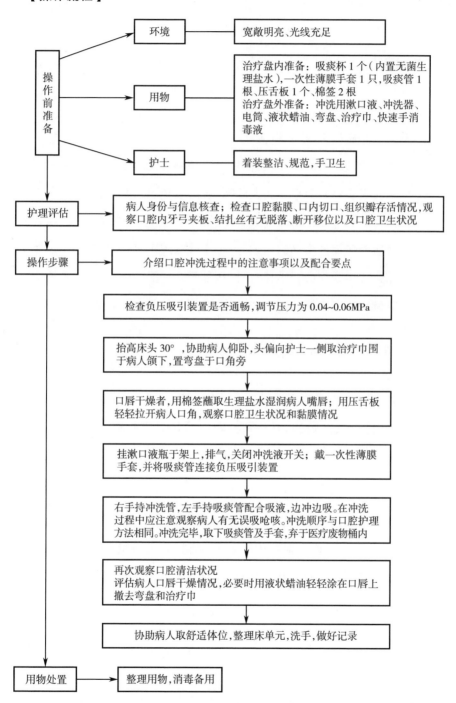

环境 → 宽敞明亮、光线充足

操作前准备 → 用物 → 治疗盘内准备：吸痰杯1个(内置无菌生理盐水)，一次性薄膜手套1只，吸痰管1根，压舌板1个、棉签2根
治疗盘外准备：冲洗用漱口液、冲洗器、电筒、液状蜡油、弯盘、治疗巾、快速手消毒液

护士 → 着装整洁、规范,手卫生

护理评估 → 病人身份与信息核查；检查口腔黏膜、口内切口、组织瓣存活情况,观察口腔内牙弓夹板、结扎丝有无脱落、断开移位以及口腔卫生状况

操作步骤 → 介绍口腔冲洗过程中的注意事项以及配合要点

检查负压吸引装置是否通畅,调节压力为0.04~0.06MPa

抬高床头30°,协助病人仰卧,头偏向护士一侧取治疗巾围于病人颌下,置弯盘于口角旁

口唇干燥者,用棉签蘸取生理盐水湿润病人嘴唇；用压舌板轻轻拉开病人口角,观察口腔卫生状况和黏膜情况

挂漱口液瓶于架上,排气,关闭冲洗液开关；戴一次性薄膜手套,并将吸痰管连接负压吸引装置

右手持冲洗管,左手持吸痰管配合吸液,边冲边吸。在冲洗过程中应注意观察病人有无误吸呛咳。冲洗顺序与口腔护理方法相同。冲洗完毕,取下吸痰管及手套,弃于医疗废物桶内

再次观察口腔清洁状况
评估病人口唇干燥情况,必要时用液状蜡油轻轻涂在口唇上
撤去弯盘和治疗巾

协助病人取舒适体位,整理床单元,洗手,做好记录

用物处置 → 整理用物,消毒备用

【注意事项】

1. 选择 35℃左右的漱口液,以免引起牙龈出血、疼痛。

2. 漱口液开瓶后 24 小时更换,以免被污染。

3. 冲洗出的污水或分泌物及时吸出,避免病人发生误吸。

4. 冲洗时吸痰管避免接触病人的咽喉部,以免引起恶心、呕吐。

5. 保持口腔外包扎敷料和病人衣服、被子干燥,不被浸湿。

6. 有经血液传播性疾病的病人,护士应戴双层手套。

7. 操作过程中动作应轻柔,防止损伤黏膜及牙龈。

8. 适时调整冲洗力量。每次冲洗,冲洗液不能低于250ml。

（二）负压引流护理

负压引流护理是将颌面外科手术放置于病人创腔内的引流管外接负压引流装置,保持持续的负压,以达到及时引流创腔内积血、积液的一项护理技术。

【操作目的】

1. 维护负压引流通畅,避免创口淤血、积液,促进组织愈合。

2. 评估引流量、颜色、性状,判断创口有无出血与感染。

【操作流程】

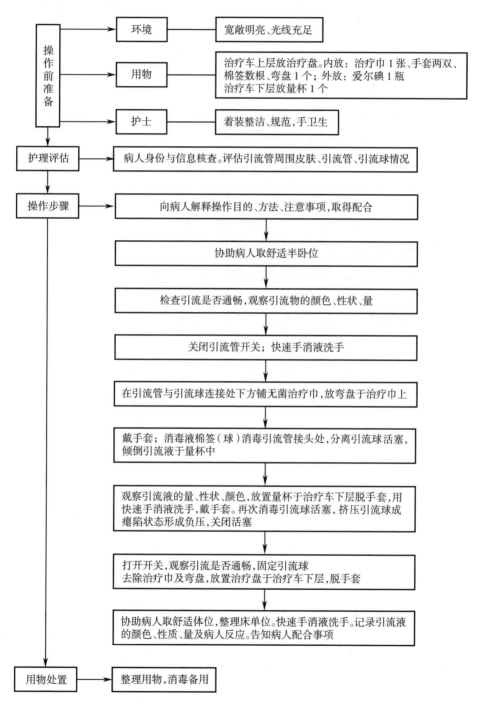

操作前准备 → 环境 → 宽敞明亮、光线充足

操作前准备 → 用物 → 治疗车上层放治疗盘。内放：治疗巾 1 张、手套两双、棉签数根、弯盘 1 个；外放：爱尔碘 1 瓶
治疗车下层放量杯 1 个

操作前准备 → 护士 → 着装整洁、规范，手卫生

护理评估 → 病人身份与信息核查。评估引流管周围皮肤、引流管、引流球情况

操作步骤 → 向病人解释操作目的、方法、注意事项，取得配合

协助病人取舒适半卧位

检查引流是否通畅，观察引流物的颜色、性状、量

关闭引流管开关；快速手消液洗手

在引流管与引流球连接处下方铺无菌治疗巾，放弯盘于治疗巾上

戴手套；消毒液棉签（球）消毒引流管接头处，分离引流球活塞，倾倒引流液于量杯中

观察引流液的量、性状、颜色，放置量杯于治疗车下层脱手套，用快速手消液洗手，戴手套。再次消毒引流球活塞，挤压引流球成瘪陷状态形成负压，关闭活塞

打开开关，观察引流是否通畅，固定引流球
去除治疗巾及弯盘，放置治疗盘于治疗车下层，脱手套

协助病人取舒适体位，整理床单位。快速手消液洗手。记录引流液的颜色、性质、量及病人反应。告知病人配合事项

用物处置 → 整理用物，消毒备用

【注意事项】

1. 操作前与病人有效沟通,取得合作。

2. 注意保护病人,避免受凉感冒。

3. 操作中注意观察病人有无不适。

4. 严格遵守无菌技术,尤其在倾倒引流液时。

5. 保持引流的持续、单向、闭式引流。

6. 注意观察引流物的量、颜色、性状并记录。

（三）肢体功能训练

肢体功能训练是护士协助行颈淋巴清扫术的病人进行功能锻炼,以缓解病人运动受限、肌力下降或垂肩综合征发生的一种护理操作技术。

【操作目的】

减少颈淋巴清扫术后病人肩功能障碍的发生,促进康复。

【操作流程】

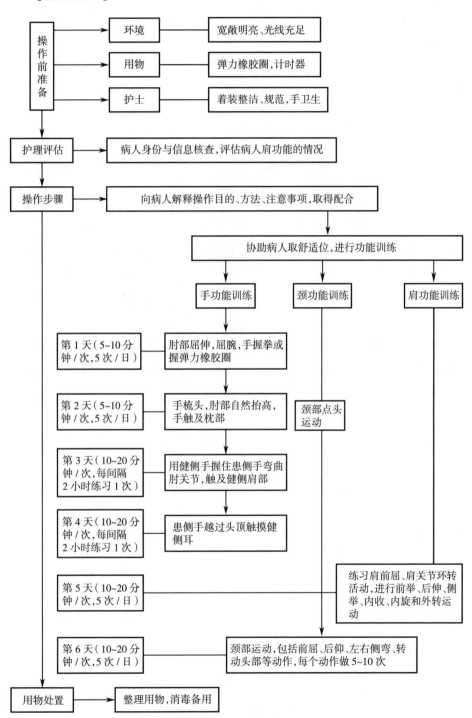

【注意事项】

1. 操作前与病人有效沟通,取得合作。
2. 注意保护病人,避免受凉感冒。
3. 操作中注意观察病人的反应。
4. 训练应循序渐进,以病人可耐受为宜。
5. 教会病人及家属训练的方法,坚持训练,直到恢复肩的基本功能。

（四）口腔唇舌运动训练

口腔唇舌运动训练是护士协助舌癌术后的病人练习舌和咽部肌肉的协调,配合发音、构音器官,以充分发挥新形成的舌体功能的一项护理技术。

【操作目的】

1. 尽早促进病人舌和咽部肌肉的协调作用。
2. 配合其他发音、构音器官,充分发挥新形成的舌体功能,积极恢复病人语音功能。

【操作流程】

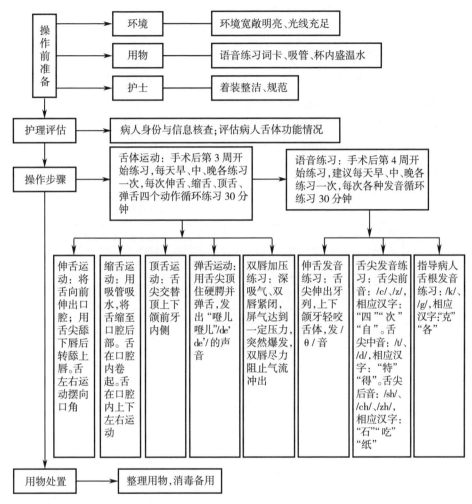

【注意事项】

1. 操作前与病人有效沟通,取得合作。

2. 操作中注意观察病人的反应,有无不适。

3. 训练应循序渐进,以病人可耐受为宜。

4. 教会病人及家属训练的方法,坚持训练,直到恢复舌的运动及基本语音功能。

5. 在练习单字发音同时,可选报纸或杂志进行训练,在读准每个字的基础上,语速由慢至快。同时进行对话练习。

6. 纠正异常发音。先用录音机录下病人的异常发音,然后指导病人跟随正常的语音进行练习。

7. 练习时可同时照镜子，以纠正舌体的位置和口型。

（毕小琴）

（五）吞咽功能训练

吞咽功能训练是护士指导行口腔肿瘤切除术后的病人进行吞咽功能训练，以达到恢复基本吞咽功能的一项护理技术。

【操作目的】

指导病人进行吞咽功能训练，以达到恢复基本吞咽功能的目的。

【操作流程】

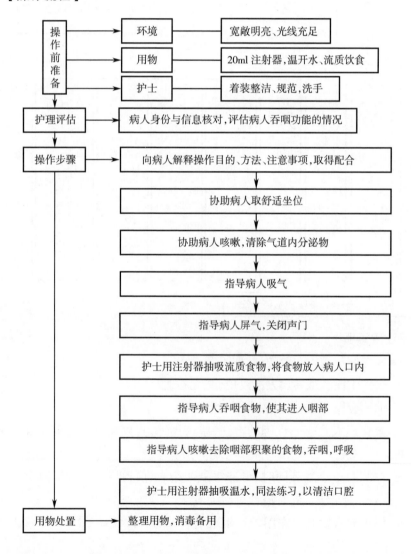

【注意事项】

1. 操作前与病人有效沟通,取得合作。

2. 操作中注意观察病人的反应,注意避免出现呛咳或误吸。

3. 教会病人及家属训练的方法,坚持训练,直到恢复其基本的吞咽功能。

4. 训练应循序渐进,注意关爱和鼓励病人。

（毕小琴）

（六）颌面外科张口受限病人的开口功能训练

采用主动和被动开口锻炼方法,使张口受限病人颞下颌关节周围肌肉、韧带松解,肌力逐步恢复,防止术后关节腔粘连,使关节功能恢复到最佳状态。

【操作目的】

通过主动和被动开口训练,使张口受限病人张口和口腔咀嚼功能逐渐恢复至正常。

【操作流程】

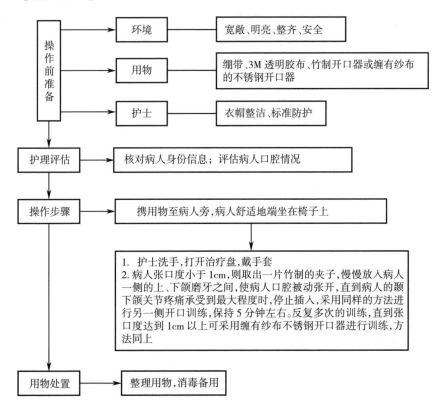

【注意事项】

1. 训练前,用2~3层干净纱布缠裹不锈钢开口器,以减轻对牙齿的磨损。

2. 竹片或不锈钢开口器,应放置在病人同侧牙上、下咬合面之间,切忌在上、下两颗牙之间,以免损伤牙齿。

3. 开口训练后用手轻轻地按摩双侧关节处,也可以采用热敷关节。

4. 开口训练的高度调整应循序渐进,1~2天增加高度为1cm左右,延长训练的时间以每天5分钟左右逐渐增加,慢慢增大张口度。

5. 开口训练至少应坚持6~12个月以上才能有效避免关节强直的复发。

6. 用可以容纳自身示指、中指、无名指三指节合拢时的宽度来测量张口度,即可达到正常张口度(3.7cm左右)。

7. 张口训练过程中,出现张口无改善、张口度变小或咬合不良等症状,应立即与医生联系进行复查。

(邓立梅)

(七)口饲管喂养

口饲管喂养操作是将去掉针头的注射器连接自制长度合适的胃管,通过病人第三磨牙处的空隙,将胃管放在病人口咽部,慢慢地推入流质食物,保证行颌间栓丝、牵引或张口受限病人营养供给,同时避免食物残渣残留,避免伤口感染风险的一项技术。

【操作目的】

1. 减少食物残渣的残留,保护口腔内伤口,降低感染风险。
2. 解决张口受限病人的进食问题,保证病人的营养供给。

【操作流程】

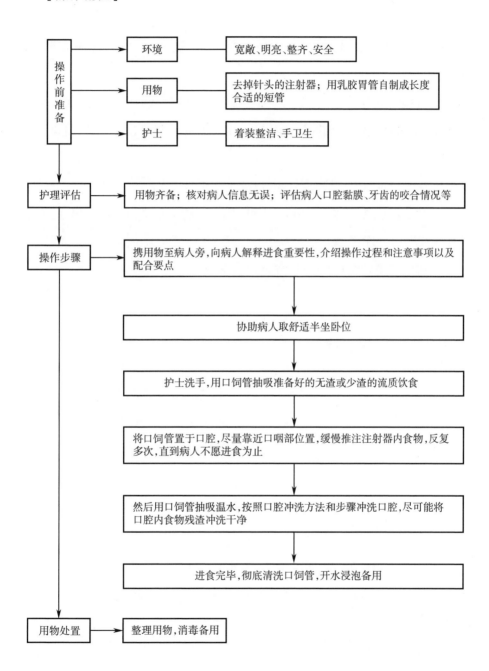

【注意事项】

1. 放置口饲管时,刚好放在口咽部,不可过深,以免引起病人恶心、呕吐。

2. 行颌间固定的病人,术后 3~5 天面部较肿胀,从磨牙后间隙插入口饲管时有一定难度,护士可借用口镜拉开口角观察第三磨牙区的位置,将口饲管顺利插入口咽部。

3. 插入口饲管时,动作应轻柔,以免引起伤口出血。

4. 食物温度控制在 38~40℃,不可过烫,以防引起烫伤或伤口出血,亦不可过冷,以免引起腹泻等。

5. 口饲管用后应及时清洗,保证清洁干净。

（邓立梅）

（八）唇腭裂患儿喂养

1. 母乳喂养　唇腭裂患儿母乳喂养技术是指由于先天性的缺陷造成唇腭裂患儿吸吮困难,或母亲缺乏喂养知识造成患儿喂养困难,通过乳房的准备和正确的喂养方法有效地进行母乳喂养,确保患儿营养摄入的一项技术。

【操作目的】

（1）通过正确的喂养,患儿安全、顺利进食母乳。

（2）患儿家长通过喂养方法的学习,掌握母乳喂养的正确技术,确保患儿的营养摄入。

【操作流程】

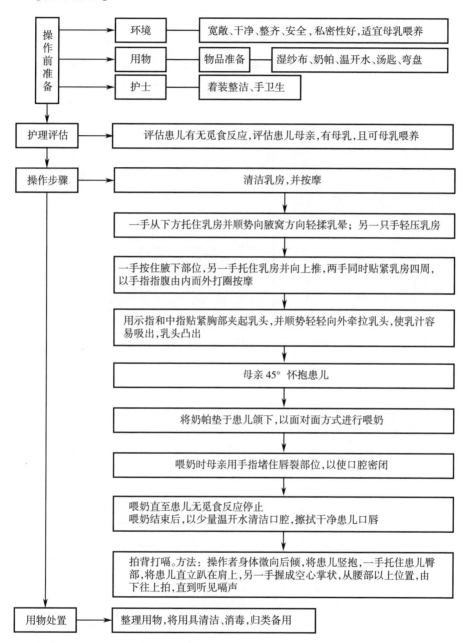

【注意事项】

（1）喂奶体位要正确，喂奶过程中应注意乳房不要堵住患儿鼻孔，随时观察患儿吞咽情况，若有呛咳、发绀等异常应立即停止喂食。

（2）喂奶结束后,应轻拍患儿背部促使患儿打嗝,以排除胃内空气,防止发生呕吐。

（3）打嗝排气后将患儿侧卧或头偏向一侧平卧于床上,床头抬高15°角。

2. 奶瓶喂养　唇腭裂患儿奶瓶喂养技术是指由于先天性的缺陷造成唇腭裂患儿吸吮困难、无法进食母乳,采用奶瓶正确喂养以确保患儿营养摄入的一项技术。

【操作目的】

（1）保证患儿安全、顺利进食。

（2）患儿家长通过喂养方法的学习,掌握唇腭裂患儿奶瓶喂养的正确技术,以确保患儿的营养摄入。

【操作流程】

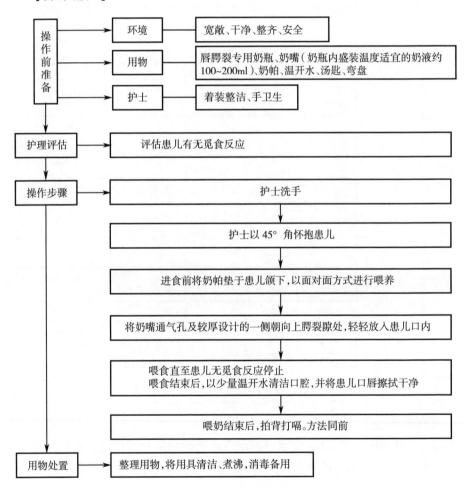

【注意事项】

（1）操作者体位正确，奶液流出的速度适宜，以患儿无呛咳为度，勿过快，并注意观察患儿的吞咽情况，若有异常应立即停止喂食。

（2）喂奶结束后，轻拍患儿背部排气，将患儿侧卧或头偏向一侧平卧，床头抬高 15° 角。

（3）奶液的温度控制在 38~40℃为宜，或将奶水滴在手腕内侧处，以感觉舒适为宜。

3. 汤匙喂养　汤匙喂养技术是指由于严重的先天性缺陷，导致唇腭裂患儿吸吮困难，无法进食母乳和吸吮奶瓶的患儿，而采用汤匙正确喂养以确保患儿营养摄入的一项技术。

【操作目的】

（1）通过正确的喂养，患儿安全、顺利进食，保证营养摄入。

（2）患儿家长通过喂养方法的学习，掌握汤匙喂养的正确技术，以确保患儿的营养摄入。

【操作流程】

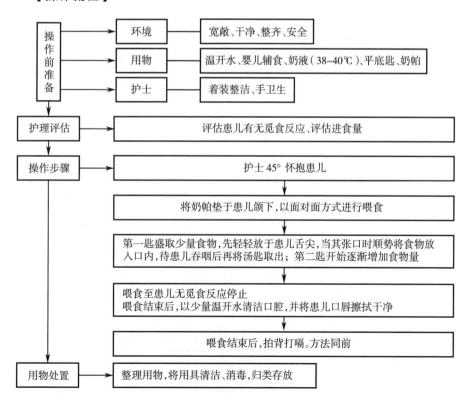

【注意事项】

（1）喂食者体位要正确，喂食速度不宜过快，喂食过程中应注意观察患儿的吞咽情况，防止哽咽、呛咳。

（2）喂食结束后，轻拍患儿背部排气，并将患儿竖抱片刻，之后将患儿侧卧或头偏向一侧平卧，床头抬高 15° 角。

4. 滴管喂养　滴管喂养技术是指由于严重的先天性缺陷、或年龄较小，吸吮能力差但有吞咽能力的早产低体重患儿，无法进食母乳、无法奶瓶及汤匙喂食的患儿，通过正确的滴管喂养方法以确保患儿营养摄入的一项技术。

【操作目的】

（1）正确的滴管喂养方法可使患儿安全、顺利进食。

（2）患儿家长通过喂养方法的学习，掌握滴管喂养的正确技术，以确保患儿的营养摄入。

【操作流程】

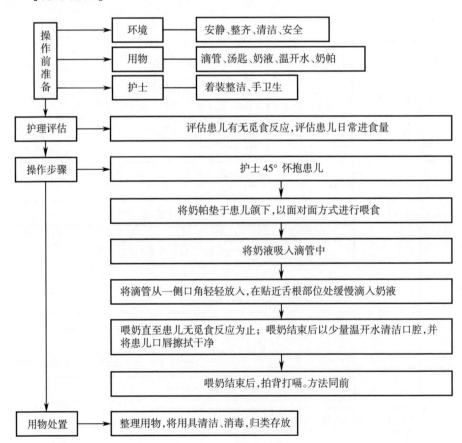

【注意事项】

（1）喂食者体位要正确,速度不宜过快、奶液滴入部位正确,避免呛入气管;若有呛咳、呕吐、发绀等异常应立即停止喂食。

（2）喂奶结束后,轻拍患儿背部排气,将患儿侧卧或头偏向一侧平卧,床头抬高 15° 角。

（龚彩霞　陈丽先）

（九）唇裂术后鼻模佩戴

鼻模是依据鼻前庭正常形态而制作的医用硅胶制品,在唇裂鼻畸形手术之后通过正确的鼻模佩戴,以诱导鼻前庭外部形态正常发展的一项技术。

【操作目的】

1. 对鼻部外形塑形。

2. 诱导鼻前庭外部形态的正常发展。

【操作流程】

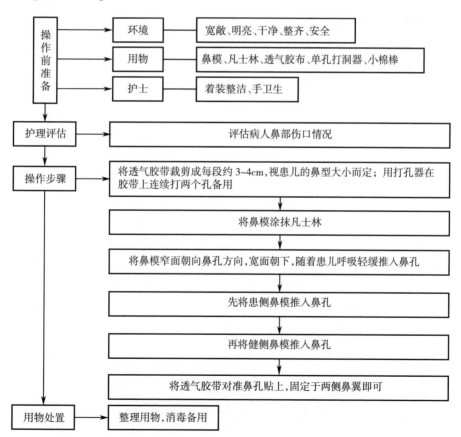

【注意事项】

1. 根据患儿术后鼻孔大小选择适合的鼻模型号,告知家属:合适的鼻模戴上后会有稍紧感,或戴上鼻模后鼻孔外缘一圈稍微泛白则为松紧适宜。

2. 佩戴鼻模的时间一般从术后开始,持续佩戴6~12个月。期间需要更换2次鼻模,型号以具体测量为准。

3. 鼻模应每天用温开水清洗3~4次,鼻模洞用棉签清洁;若鼻腔分泌物过多时可随时取下或暂停佩戴。

（龚彩霞　吴　敏）

（十）唇裂术后瘢痕按摩

唇裂术后瘢痕按摩操作技术,是唇裂术后伤口完全愈合后进行伤口部位的瘢痕按摩,缓解瘢痕挛缩,有效改善唇部形态的一项技术。

【操作目的】

正确恰当的瘢痕按摩,有利于提高唇裂手术效果。

【操作流程】

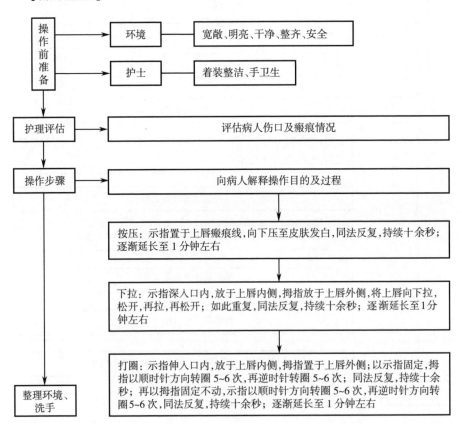

【注意事项】

1. 单侧唇裂病人须根据瘢痕萎缩情况适当下拉上唇,将不平衡的一侧适当多向下轻拉,以使两侧唇部对称。下拉的动作要适度。

2. 双侧唇裂术后因瘢痕相对较对称,按摩时要注意双侧力度一致。

3. 按摩前需要修整指甲,以免损伤组织。

4. 按摩动作需轻柔,避免用力过大。

（龚彩霞　吴　敏）

第二节　口腔专科材料调拌技术

一、玻璃离子水门汀（充填用）材料调拌

玻璃离子水门汀是将玻璃离子粉与玻璃离子液,按一定比例均匀调拌,使其充分发生酸碱反应形成半透明状态的水门汀,用于粘接固位,衬洞、垫底,充填修复。

【操作目的】

1. 乳牙的Ⅰ类、Ⅱ类龋洞充填修复。

2. 恒牙非功能区的Ⅰ类、Ⅱ类龋洞充填修复。

3. Ⅳ类龋洞和根面的充填修复。

【操作流程】

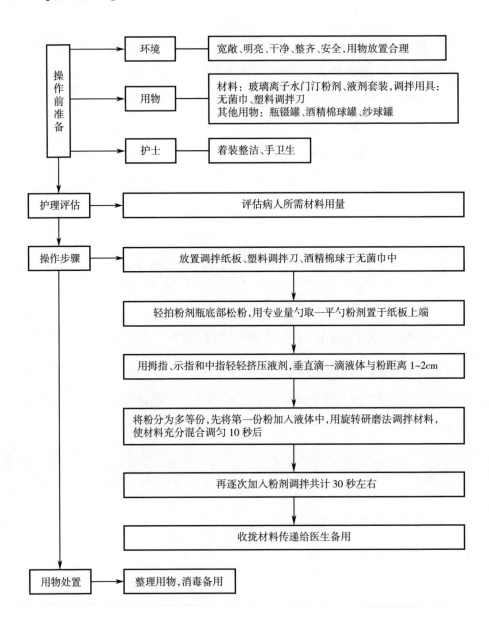

【注意事项】

1. 准确判断病人的洞形大小。

2. 取粉用手轻拍瓶底,不要振荡和倒置。

3. 粉液放置距离 1~2cm。

4. 旋转研磨调拌,折叠挤压。

5. 调拌刀工作端前 1/2 至 1/3 紧贴调拌纸板,使调拌刀和调拌纸板充分接触,其角度不大于 5°。

6. 调拌时间 30 秒。

7. 调拌的成形材料应均匀、细腻、无颗粒、无气泡,表面光亮,呈面团状,不粘调拌刀。

8. 调拌手法熟练、有序,动作协调敏捷。

9. 调拌过程无污染。

（赵晓曦）

二、磷酸锌粘固粉调拌

磷酸锌是口腔常用材料之一,由粉剂和液剂调拌而成,具有良好的抗压强度和粘接性。粉剂由氧化锌和氧化镁组成,液剂由磷酸、铝、氧化锌组成。

【操作目的】

调拌成形的材料用于:

1. 窝洞的垫底。

2. 暂时性充填。

3. 修复体的粘接。

【操作流程】

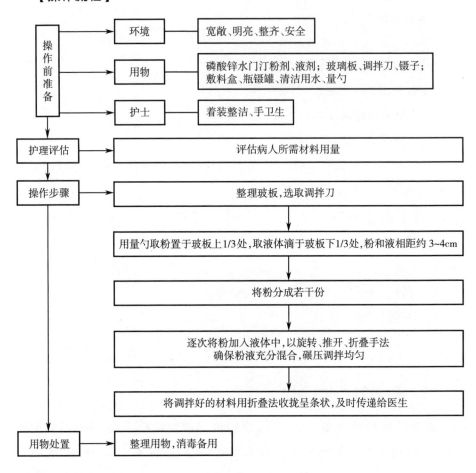

【注意事项】

1. 操作过程中遵循无菌操作原则。

2. 使用量具取量粉、液,根据用途不同粉、液比例应准确。

3. 调拌时间控制在 60 秒,过长、过短都会影响材料的抗压和抗拉强度及粘接力度。

4. 每次加粉前应注意调拌碾磨区域没有多余的粉剂,并且每一份粉都已经在规定时间内经过充分旋转折叠混合后,然后才能逐次加入下一份粉剂,在调拌的过程中,旋转碾磨需要达到 80~100 次 / 分钟。

（陈　文）

三、牙周塞治剂的调拌

牙周塞治剂是一种高弹性牙周敷料,由粉剂和液剂调拌而成。固化后具有牢固的韧性,不易破碎,为组织提供长久的保护。粉剂由氧化锌、松香粉、鞣酸组成,液剂由丁香油组成。

【操作目的】

1. 成形材料用于牙周手术后或牙龈出血病人,牙周塞治剂覆盖于伤口上起到止血、消炎、镇痛作用。

2. 保护伤口,预防感染。

【操作流程】

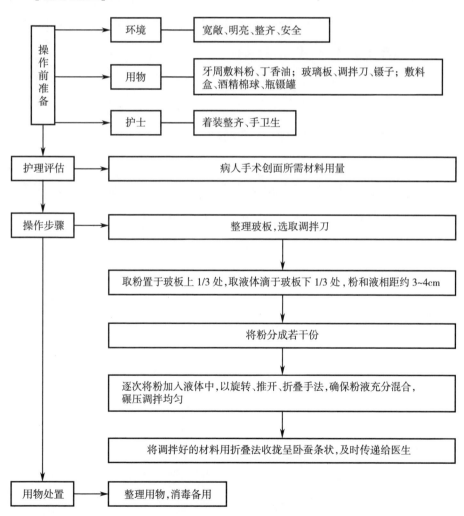

【注意事项】

1. 遵守无菌操作原则,防止引起创面继发感染。

2. 调拌匀速、适中,成形材料应呈面团状。

3. 根据医生需求调拌材料性状,用于止血的应调拌成较硬的材料,起到压迫止血作用;用于手术后创面保护的应调拌成较软的材料,避免过度压迫软组织或使龈瓣移位,不利于创口的愈合。

（陈　文）

四、藻酸钾（粉剂）印模材料调拌

藻酸钾印模材料（粉剂）是由藻酸钾、清水混合调拌而成。是一种不可逆的水溶胶印模材料,主要用于可摘义齿修复中印模制取。

【操作目的】

制取印模。

【操作流程】

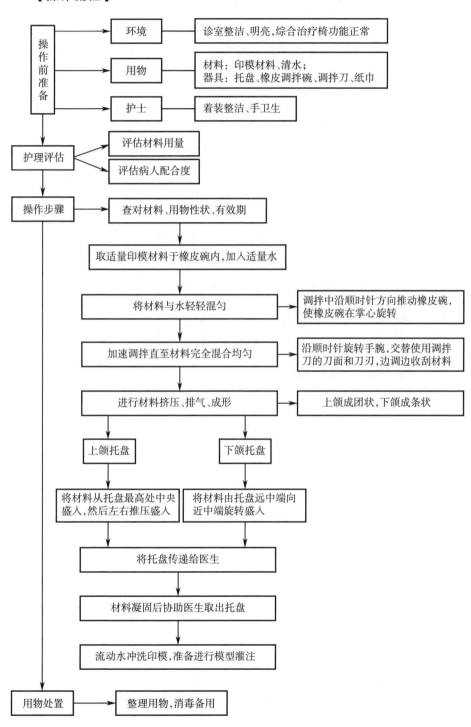

【注意事项】

1. 调拌完成的材料应均匀、细腻、无气泡。

2. 材料取量适中,装入托盘均匀无缺隙、无浪费。

3. 调拌时水粉比按产品说明书要求进行取量。

4. 材料调拌时的适宜温度在 22~25℃,可以用水温控制。

5. 调拌器具应保持清洁、干燥,材料取用后应加盖密封存放,以免材料潮解。

6. 制取完成的藻酸钾印模应及时进行石膏模型的灌注,防止印模中的水分丢失引起体积变化,从而影响石膏模型的精确度。

五、硅橡胶印模材料调拌

硅橡胶是一种高分子弹性印模材料。该材料弹性好、精确度高、体积变化小。本项操作主要指重体的调拌,主要成分是由油泥状的基质和催化剂组成,常用于固定修复中精细印模的制取。

【操作目的】

制取精细印模。

【操作流程】

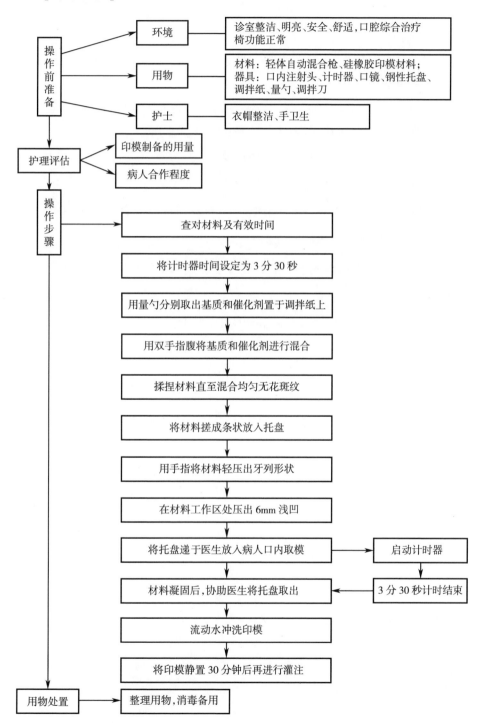

【注意事项】

1. 调拌完成的材料应均匀、细腻、无花斑纹。

2. 材料取用适量,不浪费,处理用物及时。

3. 调拌手法正确,动作熟练、有序。

4. 为避免油污和硫化物对硅橡胶印模材料聚合的影响,护士需用清洁的裸手或戴厂家提供的手套来进行揉捏材料。

5. 护士用指腹揉捏材料,避免使用指尖或掌心,使材料在混合时受力均匀。

6. 硅橡胶有弹性记忆恢复时间,故印模制取后需静置 30 分钟后再进行石膏模型的灌注。

（鲁 喆）

第三章

口腔门诊仪器设备材料及药物管理常规

第一节　口腔门诊常用药物材料

一、口腔内科常用药物材料

（一）防龋药物

名称	组成/成分	用途	注意事项
75%氟化钠甘油糊剂	氟化钠、甘油	预防龋病、牙本质脱敏	使用时先用75%乙醇涂擦牙面，以脱水、脱脂，并吹干
氟保护剂	0.1%氟化硅、乙酸乙酯、丙酸异戊酯	牙的窝沟、邻面及牙颈部的长期防龋和脱敏	1. 被操作者彻底刷牙，使口腔保持清洁 2. 操作完毕后张口呼吸1分钟，使其自然干燥 3. 操作后45分钟内勿漱口、刷牙、饮水和进食，使氟保护漆完全固化

（二）消毒防腐药

名称	组成/成分	用途	注意事项
丁香油	丁香、油酚	安抚、镇痛	1. 避光保存 2. 避免与铁、锌等金属接触
樟脑酚合剂	樟脑、苯酚、95%乙醇	消毒窝洞或根管	使用时注意保护病人黏膜
75%乙醇（酒精）	乙醇、蒸馏水	窝洞消毒、脱脂	密闭保存

（三）牙髓治疗药物

名称	组成/成分	用途	注意事项
氢氧化钙双糊剂	糊剂1为氢氧化钙；糊剂2为5%甲基纤维素水溶液	直接或间接盖髓	1. 严格无菌操作 2. 糊剂现调现用
三聚甲醛失活剂	三聚甲醛、可卡因、石棉粉、羊毛脂、卡红	牙髓失活	1. 出血较多时先用酚或肾上腺素小棉球止血，再放药 2. 勿将失活剂压进髓腔，以免造成剧痛 3. 避免接触牙龈，防止损伤牙龈或牙槽骨

（四）根管、冠周冲洗剂

名称	组成/成分	用途	注意事项
3%过氧化氢（双氧水）	过氧化氢、蒸馏水	冲洗感染根管，冲洗牙周组织，清洁伤口	1. 受热易分解，应避光低温保存 2. 现用现取，避免遇空气后分解降低药效 3. 冲洗根管时压力不易过大
1%次氯酸钠溶液	次氯酸钠、灭菌用水或蒸馏水	用于消毒感染根管	1. 药品需保存在棕色瓶内以免遇光分解降低药效 2. 现用现取，避免降低该消毒剂药效
0.9%氯化钠溶液	氯化钠、蒸馏水	冲洗根管	3%过氧化氢、1%次氯酸钠溶液冲洗根管后再使用

（五）根管润滑剂

名称	组成/成分	用途	注意事项
15%乙二胺四乙酸钠（EDTA）	乙二胺四乙酸钠、蒸馏水、氢氧化钠溶液	润滑根管	配合镍钛扩锉针，足量使用

（六）根管消毒材料

名称	组成/成分	用途	注意事项
氢氧化钙糊剂	氢氧化钙、碳酸铋、水、甘油、聚乙烯乙二醇、山梨醇及氧化锌	用于根管消毒	1. 直接注射到预备的干燥根管内，并用螺旋输送器输送到根尖区域 2. 使用完毕及时密封注射器 3. 禁用于直接盖髓与间接盖髓

（七）窝洞暂封材料

名称	组成/成分	用途	注意事项
氧化锌丁香油暂封膏（丁氧膏）	粉剂：氧化锌、松香、硬脂酸锌、醋酸锌 液剂：丁香油	暂时性充填	1. 氧化锌粉极易受潮，取用后应立即加盖，干燥保存 2. 根据用途调整粉、液比例，现调现用

（八）根管充填材料

名称	组成/成分	用途	注意事项
根管糊剂	以甲基丙烯酸盐为基质的填充剂、催化剂	永久性根管封闭	1. 使用前彻底清理、消毒根管 2. 现用现混合注射
碘仿糊剂	三碘甲烷、氧化锌、丁香油	严重感染根管的治疗，根尖未发育完全的根管诱导剂	避光保存
牙胶尖	牙胶、氧化锌、蜡和松香、重金属磷酸盐	恒牙根管充填	1. 禁用于乳牙根管充填 2. 易氧化变脆，宜低温保存
生物水泥	粉剂：硅酸钙、磷酸钙、氧化钙等； 液剂：蒸馏水	根管侧穿修复、根尖诱导成形、根尖倒充填、盖髓	1. 硬化时间4~6小时，工作时间5分钟，以潮湿纱布覆盖可延长工作时间 2. 现配现用

（九）窝洞垫底材料

名称	组成/成分	用途	注意事项
磷酸锌水门汀粘固剂	粉：氧化锌、氧化镁 液：磷酸等	窝洞的垫底、粘固桩或钉、暂时性充填	1. 操作中遵守无菌原则 2. 调拌时只能将粉逐次加入液体中，而不能加液体于粉剂中 3. 窝洞衬垫时，调成面团状 4. 要求现调现用，调拌时间为1分钟左右

（十）牙体充填材料

名称	组成/成分	用途	注意事项
银汞合金	粉剂：银、锡、铜、锌 液剂：汞	永久性充填	1. 严密隔湿，防止唾液、血液等影响充填效果 2. 研磨时间控制在1分钟内 3. 少量、逐次填入窝洞内，逐层加压直至填满 4. 防止汞污染，多余的银汞合金收集在盛有饱和盐水或甘油的器皿内，饱和盐水应淹没过汞至少17cm以上
光固化复合树脂	硅烷化陶瓷、硅烷化氧化锆氧化硅	窝洞充填	1. 储存环境室温在27℃左右，温度过高会缩短产品的有效期 2. 不要暴露在高温或者强光之下 3. 不能与含丁香酚的产品存放在一起 4. 使用时遵守无菌操作原则
玻璃离子水门汀	粉：硅铝氟玻璃、聚丙烯酸 液：聚丙烯酸、蒸馏水、聚羧酸	充填修复；衬洞、垫底；也可用于冠、桥粘接固位	1. 玻璃离子抗压和耐磨强度不高，对水敏感，使用时应保持局部干燥，充填后予凡士林或用产品配套专用材料涂抹隔湿 2. 现调现用，专用塑料调拌刀和调拌纸调拌

（赵晓曦　陈　文）

二、口腔修复科常用药物材料

（一）取模常用材料

名称	组成/成分	用途	注意事项
藻酸钾印模材料	藻酸钾、硫酸钙	可摘局部义齿修复、全口义齿初印模、研究模型等印模制取	1. 材料需加盖保存 2. 调拌用具需清洁干燥 3. 调拌过程中避免随意增加粉剂或水 4. 调拌过程中要反复对材料进行挤压、排气，成形后的材料应均匀、细腻、无气泡 5. 材料凝固后需及时进行灌注
硅橡胶印模材料	甲基乙烯硅氧烷	精细印模的制取	1. 需用清洁的裸手将材料混合均匀 2. 用双手指腹揉捏材料，成形后的材料混合均匀，且无花斑纹 3. 材料凝固后需静置30分钟后再进行灌注
聚醚橡胶印模材料	不饱和的聚乙烯醚橡胶、苯亚磺酸钠、乙二醇醚、二氧化硅	精细印模的制取	1. 材料具有亲水性，在潮湿的牙体表面流动性更好 2. 材料硬度较大，需钢制托盘进行模型制取 3. 材料凝固后需静置30分钟后再进行灌注

（二）蜡型材料

名称	组成/成分	用途	注意事项
蜡型材料	碳氢化合物或高级脂肪酸与高级一元醇	制作各种蜡模	保存时室温控制在25℃左右

（三）灌模常用材料

名称	组成/成分	用途	注意事项
石膏	半水硫酸钙、矿物杂质	研究模型和记存模型的灌注	1. 材料需加盖保存 2. 调拌时先加水后加石膏 3. 调拌完成后的石膏24小时后才能完全凝固

续表

名称	组成/成分	用途	注意事项
人造石	半水硫酸钙	复杂托牙和固定义齿修复模型的灌注	1. 需加盖密闭保存 2. 混合时需水量较少,注意准确量取

(四)粘接常用材料

名称	组成/成分	用途	注意事项
磷酸锌水门汀粘固剂	粉:氧化锌、氧化镁 液:磷酸等	1. 粘固桩或钉及暂时性充填 2. 基牙为死髓牙的固定修复体的粘固 3. 也可用于窝洞的垫底	同垫底材料
羧酸锌粘固材料	氧化锌、聚丙烯酸等	固定修复体的粘固	1. 液体黏稠度大且易挥发,应及时调配 2. 凝固后体积膨胀,可能导致咬合升高,注意粘固剂的放入量,不超过修复体容积的1/3为宜
氧化锌丁香酚水门汀	氧化锌、丁香油	暂时修复体的粘固	1. 氧化锌粉取用后应立即加盖,干燥保存 2. 丁香酚是一种自由基聚合阻聚剂,将影响树脂的聚合反应 3. 粘固强度较低,对X线具有阻射作用
玻璃离子水门汀	二氧化硅,三氧化二铝和氟化钙、磷酸铝等	固定修复体的粘固	1. 现调现用 2. 使用塑料调拌刀和调拌纸进行调拌 3. 固化后将持续地释放出氟离子
自凝树脂	聚甲基丙烯酸甲酯	义齿重修补、制作暂时冠桥	注意调拌器具不被酚类物质污染
粘接剂	甲基丙烯酸甲酯、磷酸酯、硅烷化硅石	用于牙体修复时树脂基类的材料与牙齿的粘接	皮肤黏膜接触可能会引起过敏,注意隔离或使用橡皮障防水

（五）酸蚀剂

名称	组成/成分	用途	注意事项
釉质酸蚀剂	37%磷酸水溶液、增稠剂、染料	用于粘接前，釉质表面的预处理，使釉质表面不均匀脱矿，增加粘接的表面积	1. 操作时注意保护牙龈及黏膜组织 2. 酸蚀完成后对牙面进行彻底冲洗，减少釉质脱矿的发生
牙本质表面酸蚀剂	20%~37%磷酸	用于粘接前，牙本质表面的预处理，去除牙本质表面的玷污层，利于粘接	1. 操作时注意保护牙龈及黏膜组织 2. 酸蚀完成后对牙体组织进行彻底冲洗，恢复组织部分湿润度
硅酸盐陶瓷表面酸蚀剂	1. 4%~5%氢氟酸 2. 9%氢氟酸	用于硅酸盐陶瓷修复体粘接前的表面预处理。该类修复体表面经氢氟酸酸蚀后，形成凹凸不平的蜂窝状结构，增加粘接的表面积	1. 4%~5%氢氟酸蚀刻时间为4~5分钟，9%氢氟酸蚀刻时间为1分钟 2. 氢氟酸具有强烈的腐蚀性，使用时做好防护，防止操作者手部皮肤或眼睛被灼伤，使用后被氢氟酸沾染的所有器械、容器表面需撒上碳酸氢钠粉剂中和其酸性后，才能进行分类处置

（鲁 喆）

三、口腔颌面外科门诊常用药物材料

（一）局部麻醉常用药物

名称	组成/成分	用途	注意事项
盐酸利多卡因注射液	盐酸利多卡因	浸润麻醉、阻滞麻醉	严格掌握浓度和用药总量，小儿用量一次给药总量不得超过4.0~4.5mg/kg，超量可引起惊厥和心脏骤停
普鲁卡因注射液	盐酸普鲁卡因	浸润麻醉、阻滞麻醉	1. 心、肾功能不全，重症肌无力等病人禁用 2. 使用前须做皮试，药物过量易中毒 3. 避光密闭保存

续表

名称	组成/成分	用途	注意事项
阿替卡因肾上腺素注射液	盐酸阿替卡因、酒石酸肾上腺素	浸润麻醉	1. 严重房室传导障碍而无起搏器的病人、未控制的癫痫病禁用 2. 高血压或糖尿病病人慎用 3. 药物过量易引起中毒 4. 在25℃以下避光保存
盐酸布比卡因注射液	盐酸布比卡因	浸润麻醉、阻滞麻醉	1. 本品过敏者禁用 2. 毒性较大,心脏毒性尤应注意 3. 12岁以下小儿慎用 4. 药物过量可致心搏骤停,呼吸抑制 5. 密闭避光保存
盐酸丁卡因注射液	盐酸丁卡因	黏膜表面麻醉	1. 注射部位不能用碘伏消毒 2. 避光保存

（二）口腔内常用注射药物

名称	组成/成分	用途	注意事项
玻璃酸钠注射液	玻璃酸钠	关节腔内注射	1. 皮肤病或感染者禁用 2. 严格无菌操作 3. 25℃以下保存
盐酸博来霉素注射液	盐酸博来霉素A2	血管瘤注射	1. 配制时应由专人戴双层手套在层流安全柜内配制 2. 配制过程中,操作台面应覆盖一次性具有吸附功能的防护垫 3. 抽取药液不超过注射器3/4为宜 4. 操作完毕脱去手套彻底洗手 5. 严重肺部疾患、弥漫性肺纤维化、严重肾功障碍、严重心脏疾病禁用 6. 密封,阴凉干燥(25℃)保存

（三）黏膜、牙周消毒剂

名称	组成/成分	用途	注意事项
碘甘油	碘化钾、甘油、纯化水	龈炎及冠周炎局部用	1. 对碘过敏者禁用,过敏体质者慎用 2. 如误服中毒,应立即用淀粉糊或米汤灌胃,并送医院救治 3. 使用后半小时禁食禁饮

名称	组成/成分	用途	注意事项
聚维酮碘溶液	以碘为主要有效成分的消毒液	黏膜、创面消毒	1. 不得口服 2. 碘过敏者慎用 3. 不能用生理盐水稀释,以免产生沉淀 4. 密封、避光、防潮置于阴凉、干燥处保存

(四)止血常用材料

名称	组成/成分	用途	注意事项
可吸收明胶海绵	胶原蛋白制品(蛋白质含量大于85%)	创口渗血区止血、急救止血、手术止血用	1. 一次性使用,不能重复灭菌 2. 包装出现破损时,严禁使用 3. 对蛋白质过敏者慎用
胶质银止血海绵	硬化明胶、胶质银	牙槽骨和创口空腔的处理,预防干槽症形成,预防创口感染,预防继发出血	1. 感染、继发创伤和化脓性创伤禁用 2. 对银或者明胶海绵过敏者禁用
可吸收止血纱	再生氧化纤维素	不能缝合或结扎的手术创面出血	1. 严格无菌操作 2. 不能植入有骨缺陷的部位 3. 不应使用水或盐水浸湿 4. 存放室温在15~25℃环境

(廖学娟)

四、口腔正畸科常用材料

(一)正畸常用粘接剂

名称	组成/成分	用途	注意事项
玻璃离子水门汀	粉剂:氧化硅、磷酸铝、莹石粉、氟硅酸钠、石英砂;液剂:顺丁烯二酸、过硫酸铵、丙烯酸、去离子水、酒石酸、异丙醇	粘固带环、垫高咬合面	1. 置于阴凉干燥避光处保存 2. 每次用后立即拧紧瓶盖
化学固化非调和正畸粘接剂	双甲基丙烯酸酯单体、聚甲基丙烯酸酯、二氧化硅填料、氧化还原引发体系	粘接托槽、颊面管及其他附件与釉质的粘接	1. 置于阴凉干燥避光处保存 2. 取液剂和糊剂的用具不能混用

续表

名称	组成/成分	用途	注意事项
光固化正畸粘接剂	粘接剂：双酚A二甲基丙烯酸甲酯、二苯酚A乙氧酸二甲基丙烯酸、二甲基丙烯酸聚氨酯等； 预处理剂：二甲基丙烯酸酯、钡铝硼酸盐玻璃、气相二氧化硅、氟硅酸钠、乙醇	粘接托槽、颊面管及其他附件与釉质的粘接	1. 置于阴凉干燥避光处保存 2. 取液剂和糊剂的用具不能混用 3. 操作中关闭口腔科手术灯，或调为低亮度

（二）正畸常用材料

名称	组成/成分	用途	注意事项
分牙簧	不锈钢	分牙	使用时注意避免误吞、误吸的发生
分牙橡皮圈	橡胶	分牙	置于阴凉干燥处保存
结扎丝	不锈钢	结扎弓丝与托槽及其他正畸矫治附件	使用时结扎丝末端压入弓丝下方，避免扎伤牙龈
结扎圈	橡胶	结扎弓丝与托槽及其他正畸矫治附件	置于阴凉干燥处保存
托槽	金属/生物陶瓷/复合树脂	正畸矫治传力装置，弓丝通过托槽对牙齿施以各种矫治力	1. 预置粘接托槽须置于阴凉干燥处保存 2. 对镍或铬过敏者慎用金属托槽
带环	不锈钢/合金	正畸矫治传力装置，主要是增强支抗时在支抗磨牙上粘固带环	1. 先在模型上比试挑选合适型号后再试戴 2. 对形态变异的磨牙需要制作个别带环
颊面管	不锈钢	正畸矫治传力装置，供弓丝末端插入管内对牙施力	根据需要选择粘接型或焊接型
弓丝	不锈钢/镍钛合金/β-钛/钴铬合金/复合材料弓丝等	正畸矫治力源，控制牙齿的移动	存放时避免扭曲变形

（刘漫丽）

第二节　口腔门诊常用仪器设备

一、口腔科手机

名称	组成／成分	用途	注意事项
口腔科手机	机头、机身、连接体	牙体的切割、打磨、抛光，制备洞形	1. 清洁时用软刷将手机表面碎屑刷净 2. 每次表面清洗后均需使用润滑油，以防止灭菌时水汽或灰尘进入 3. 使用时轻拿轻放 4. 勿用氧化电位水（强酸性水）或消毒液清洗手机

二、高频电刀

名称	组成／成分	用途	注意事项
高频电刀	主机、电极板、脚踏板、电极手柄、电刀头、电源线	切割和电凝止血	1. 使用时病人不能与接地的金属物相接触 2. 避免与病人的皮肤直接接触 3. 电极手柄连线应放置于病人和其他导体不能接触的地方

三、口腔科综合治疗椅

名称	组成／成分	用途	注意事项
口腔科综合治疗椅（牙椅）	1. 内部结构：由气路、水路、电路三个系统组成 2. 外部结构：由地箱、附体箱（内含水杯注水器、漱口水器、强吸负压发生器、吸唾器、负压发生器、外装三用喷枪、强吸引器头、吸唾器头、漱口盂、水杯注水器、喷头等）、器械盘、脚踏开关、冷光灯、牙椅组成	治疗口腔疾病的专用基础设备	1. 调整牙椅上下或托盘位置时注意无其他物体阻挡 2. 治疗过程中，痰盂内不得有渣屑倾入 3. 不能用有腐蚀性洗涤剂对椅位进行清洗，冷光灯的反光罩冷却后才能清洁擦拭 4. 定期更换托盘下回气瓶内的纱球 5. 对机器进行保养和清洁时必须先切断电源 6. 托盘不能放置过重的物品 7. 治疗完毕后，椅位应恢复休息位 8. 下班前必须关闭设备上的水、电、气的开关，防止意外事件发生 9. 开机使用前应检查其是否完好、适用、安全

四、超声洁牙机

名称	组成 / 成分	用途	注意事项
超声洁牙机	发生器、换能器、工作手柄、工作尖、脚控开关	洁治、刮治牙石、菌斑	1. 手柄电缆内导线较细,易折断,严禁电缆打死结和用力拉 2. 工作头应安装可靠,否则影响功率输出 3. 根据病人牙石多少调节功率输出 4. 在工作头不喷水情况下禁止使用,否则以免损伤牙齿,损坏工作头 5. 工作手柄严禁浸泡消毒 6. 戴有心脏起搏器者慎用

五、光固化机

名称	组成 / 成分	用途	注意事项
光固化机	由光纤棒、遮光板和控制电路体、充电器组成	应用紫外线固化口腔科粘接充填的树脂材料	1. 导光棒不慎粘上材料要及时清理干净,避免影响固化效果 2. 定期对光固化机输出光的检测,以保障照射质量

六、根管扩大仪

名称	组成 / 成分	用途	注意事项
根管扩大仪	根管马达、马达手机、弯机、充电器、电源线	用于根管预备,特别适合处理手用锉针难以预备的弯曲细小根管	1. 根据不同的机用镍钛根管预备器械,设置相应的转速和扭矩 2. 对工作手柄定时注油保养 3. 定期对机器进行充电备用

七、超声治疗仪

名称	组成 / 成分	用途	注意事项
超声治疗仪	由发生器、换能器、工作头、脚控开关组成	1. 低功率挡:主要用于牙周病治疗,龈下刮治,根面平整,种植体、烤瓷修复体维护,	1. 禁用于心脏起搏器或安装人工耳蜗病人 2. 不要使用磨蚀性清洁剂清洁仪器

名称	组成/成分	用途	注意事项
		去除菌斑、生物膜 2. 中等功率挡：主要用于牙髓治疗，根管荡洗，去除钙化物，取异物，根尖倒预备 3. 高功率挡：主要用于洁治，龈上洁牙，龋洞去腐，肩台修整 4. 极高功率挡：主要用于去除修复体，松桩、去冠	3. 根据治疗需要正确选用工作尖 4. 不能把不同品牌超声手柄或工作尖混用

八、热牙胶充填仪

名称	组成/成分	用途	注意事项
热牙胶充填仪	携热器、携热针头、充填枪、充填针头、电池、充电器、专用扳手、隔热保护罩、充填枪座、携热器座、清洗毛刷	根管充填及变异复杂根管充填	1. 禁止用手或非专业工具预弯银针 2. 正确选用银针和携热头型号 3. 及时充电保持备用状态

九、口腔科种植机及相关配件

名称	组成/成分	用途	注意事项
1. 口腔科种植主机 2. 马达及电缆线 3. 种植弯机 4. 水泵 5. 脚控装置	1. 控制面板、显示屏、水泵、悬架 2. 马达、电缆线 3. 种植弯机 4. 水泵马达、水泵轮轴 5. 脚踏板电缆线、脚踏板	1. 通过控制面板预设和调节相应参数，显示屏可显示种植机的操作状态 2. 马达通过电缆线连接种植主机为种植弯机提供电源和转速 3. 种植弯机为钻针提供动力	1. 使用无刺激性的表面消毒剂对种植机机壳外表、操作面板及显示屏行擦拭消毒 2. 马达使用后行高温高压灭菌处理，电缆线擦拭消毒且不能折叠、扭曲

续表

名称	组成/成分	用途	注意事项
		4. 调节冷却液出水量 5. 切换种植机的程序,启动并调节马达速度和转动方向	3. 种植弯机使用后,先使用专业清洁剂进行清洗,润滑油灌注后,再行高温高压灭菌处理 4. 治疗结束后,彻底排净水泵里面的生理盐水

十、正压压膜机

名称	组成/成分	用途	注意事项
正压压膜机	膜片固定圈、模型放置底座、操作按键	将热压成形膜片压制成正畸保持器	1. 设备应放置于平台上,使底座处于水平位 2. 使用过程中,散热器的旋转盒温度很高,勿触摸以免烫伤

十一、牙髓电测试仪

名称	组成/成分	用途	注意事项
牙髓电测试仪	主机、测试头、唇挂钩、电池	用来判断牙髓的活力	1. 禁用于戴有起搏器的病人 2. 禁用于有金属冠或大面积银汞充填体的病人 3. 禁用于根尖未发育完成的病人 4. 禁用于牙外伤3个月内的病人 5. 使用麻醉剂和止痛药的病人禁止使用

十二、根管长度测量仪

名称	组成/成分	用途	注意事项
根管长度测量仪	主机、测量线、唇挂钩、锉夹	用来对牙齿生理性根尖孔的位置,辅助临床进行根管治疗的工作长度的确定	安有心脏起搏器的病人禁用

十三、口腔科用显微镜

名称	组成/成分	用途	注意事项
口腔科用显微镜	1. 机械部分：镜座、镜柱、镜臂、镜筒、物镜转换器（旋转器）、镜台（载物台）、调节器 2. 照明部分：反光镜、集光器 3. 光学部分：目镜、物镜	用于牙髓、根管的检查辅助治疗，可以清晰准确地观察根管口的位置、根管内壁形态、根管内牙髓清除情况，进行根管的预备、充填、取出根内折断的器械，以及根尖周手术	1. 显微镜灯光亮度大，医护人员应注意眼睛的防护 2. 整个治疗过程中，应保护显微镜头，避免碰撞 3. 用专业的拭镜纸擦拭目镜，下班盖好镜盖 4. 显微镜治疗时宜进行四手操作，以免医生的视觉疲劳，提高工作效率

（赵晓曦　廖学娟　刘漫丽　杜书芳）

第四章

科室管理常规

第一节　门诊科室管理

一、门诊布局设置与环境管理

口腔门诊是集口腔检查、诊断、治疗为一体的特殊空间。

（一）门诊布局设置

普通诊室的布局　口腔诊室内分为无菌物品存放区、诊疗区、污染区，各区应分别设置，相对独立。

（1）无菌物品存放区

1）无菌物品分类存放于储藏柜内，标识清楚。

2）柜内抽屉定期消毒。

3）存放区应通风，采光良好。

（2）诊疗区

1）每个治疗单元由物理屏障隔开，屏障高度不低于 1.2m。

2）每个治疗单元面积不少于 3m×3m。

3）治疗单元至少配置一套洗手设施和手卫生消毒设备。

4）治疗单元应分清洁区和污染区。清洁区包括边台等；污染区包括以病人头部为中心，半径约 0.5~1.0m 的范围和污染器械临时存放区。

（3）污染区

1）污染区相对独立，通风良好。

2）医疗废物暂存处应防潮、防湿、防四害、防漏。

3）医疗废物分类存放，标识清楚。

（二）环境管理

1. 空气净化

（1）安装空气净化装置，减少悬浮的病原体、粉尘、碎屑。

（2）定时开窗通风。

（3）空气消毒机消毒。

2. 物表清洁

（1）诊室桌面及综合治疗台面清洁无死角、物品摆放整齐。诊室内抽屉物品放置有序。

（2）诊室地面洁净干燥，无水渍，无卫生死角。

（3）窗户玻璃清洁无水痕、无印迹；窗台无杂物，不摆放植物。

（4）窗帘清洁、无污渍、无血迹。

3. 口腔综合治疗设备管路感染管理见第五章口腔感染管理常规。

4. 诊室医疗废物管理

（1）建立医疗废物登记制度，专人负责。

（2）医疗废物分置于包装物或容器内。感染性废物置黄色垃圾袋中；损伤性废物置锐器盒内；病理性和化学性废物置专用容器中。确保包装物或者容器无破损、渗漏。

（3）科室暂存医疗废物，盛装容量达到 3/4 或暂存时间达 48 小时，及时清运。

（4）医疗废物清运时不能散落，保持诊室地面的清洁。

二、就诊流程管理

（一）目的

为常规门诊就诊流程，更好地为病人提供分诊、就诊服务。

（二）适用范围

口腔门诊。

【操作流程】

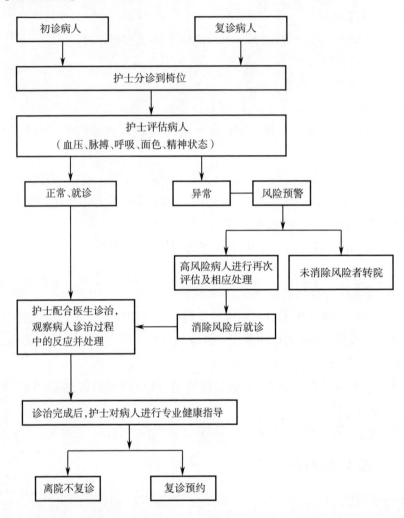

三、急救流程管理

（一）目的

为门诊突发意外情况的病人提供急救服务。

（二）适用范围

门诊突发意外情况的处置。

【操作流程】

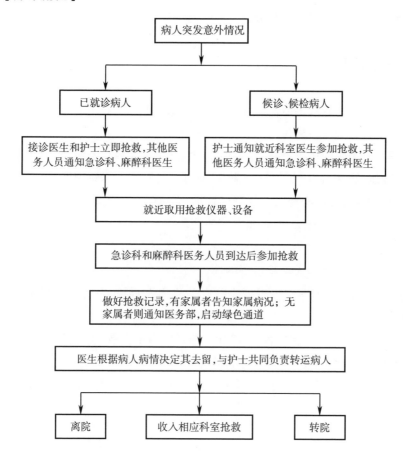

四、风险控制与安全管理

护士通过下列情况对门诊病人进行风险预警评估,如病人具备其中一项,立即风险预警并告知医生,医生再次评估病人后决定是否做进一步诊疗。对进一步做诊疗的病人,护士全程实施动态评估、观察,紧急情况启动应急预案。

1. 面色 苍白、唇指发绀、呼吸困难、满月脸等。

2. 精神 萎靡、乏力、大汗淋漓等。

3. 既往史 出凝血异常、糖尿病、心血管疾病、传染性疾病、药物过敏史等。

4. 血压 收缩压高于140mmHg或低于90mmHg,舒张压高于90mmHg

或低于 60mmHg。

5. 脉搏　高于 120 次 / 分,低于 55 次 / 分。

6. 饮食　空腹。

（一）误吸

1. 处理措施

（1）立即使病人采取侧卧位,叩拍背部,通知医生。

（2）及时清理口鼻分泌物和呕吐物等。

（3）监测生命体征和血氧饱和度,如出现持续呛咳、紫绀、呼吸频率异常,立即进行胸部 X 线片、支气管镜检查,通过支气管镜技术迅速取出异物。

（4）做好记录,必要时开放静脉通道,备好抢救仪器和药品。

（5）通知病人家属,向家属介绍病情。

2. 预防措施

（1）治疗前嘱病人保持正确的体位。

（2）医生、护士操作过程中应动态关注病人,嘱病人有不适举手示意,避免说话。

（3）如扩锉针器械滑落在口腔内,禁止用镊子夹取,告知病人不能闭口行吞咽动作,应让病人低头迅速吐出异物。

（4）使用橡皮障治疗患牙。

（二）误吞

1. 处理措施

（1）安抚病人,嘱病人平卧休息,忌剧烈运动。

（2）立即做 X 线透视检查,以明确异物所在位置。

（3）请消化科医生会诊通过消化内镜取出,未取出者住院观察。观察期间多食韭菜、芹菜等富含粗纤维和有润滑作用的食物。

2. 预防措施同误吸。

（三）晕厥

1. 处理措施

（1）将病人置于硬质平面上,取平卧位,头偏一侧。

（2）维持呼吸道通畅,防止窒息发生。

（3）松解衣领、腰 / 裤带。

（4）针刺或按压人中、颌骨、内关穴位或静脉推注高渗葡萄糖注射液。

（5）严密观察病情变化并记录病人生命体征。

（6）注意保暖。

（7）病情未缓解需进一步治疗。

（8）好转病人再行观察,待情况稳定后可在陪同下离院。

2. 预防措施

（1）了解既往晕厥史:对体弱、紧张、痛阈值较低及合并心血管疾病的病人采取相应护理措施。

（2）避免病人体位突然改变。

（3）发现晕厥前兆症状及时处理。

（4）除治疗需要,应避免病人空腹就诊。

（四）休克

1. 处理措施

（1）就地取休克卧位,头偏一侧。

（2）维持呼吸道通畅,防止窒息发生。

（3）遵医嘱给氧,建立静脉通道、给药。

（4）有呼吸心跳骤停者,立即行 CPR。

（5）严密观察病情变化并记录病人生命体征。

（6）注意保暖。

2. 预防措施

（1）治疗前仔细询问病史,排除药物过敏史、全身性疾病等导致的休克。

（2）除低龄儿童外,治疗前均勿空腹,防止低血糖性休克。

（3）做好疼痛管理,避免疼痛刺激导致疼痛性休克。

（4）颌面部外伤病人尽快止血,防止低血容量性休克。

（赵佛容 赵晓曦 张玲 左珺）

第二节 口腔颌面外科科室管理

病室是病人接受诊疗、护理和休养的地方,应为病人创造一个安全、安静、舒适、整洁的医疗环境,以满足病人生理、心理和治疗的需要。

一、病室布局设置与环境管理

（一）病室布局设置

1. 每间病室为一个独立的护理单元,设有普通病室、急危重症病人的观察室、治疗室、换药室、用物处理区、交班室和医护人员办公区等。病床一般为30~40张为宜。

2. 病房可设单人、双人或多人间,多人间一排不超过3张床位,双排不超过6张病床。

3. 每张床位占用面积6~7m²,床间距≥1.0m,床沿距墙壁≥0.6m,单排病房通道净宽≥1.1m,双排病房通道净宽≥1.5m,两床之间设有床帘。

4. 病房空间高3~3.3m。

5. 病房墙面颜色柔和,如白色、蓝色等。

6. 设开放式中心护士站,治疗室和观察室紧挨护士站,便于护士治疗和观察病人。

7. 床位数与护士比例不低于1:0.4。

8. 床位配有供氧、压缩空气、负压吸引的装置和多个电源插座。

9. 病床为可调节、移动式转运床,配有床档和输液架。每床配餐板。

（二）设备设施

1. 配多功能心电监护仪、中心负压和电动吸痰器、床单元消毒仪、空气消毒仪等。

2. 抢救物资　配备移动式气管插管抢救车,包括各种急救物资和药物。

3. 信息系统　配备医生和护士用信息系统(电脑等)。

（三）病室的环境管理

1. 安静　病室应保持安静,避免噪声,工作人员做到"四轻"。

2. 整洁　保持病室护理单元陈设齐全,规格统一,用物摆放统一,使用方便;病人皮肤、头发、衣服等清洁干净;工作人员仪表端庄、服装整洁。

3. 舒适

（1）温度和湿度适宜:室内温度以18~22℃为宜,湿度50%~60%。有空气调节装置。

（2）室内保持空气流通,定时开窗通风换气,每次通风30分钟左右。

（3）室内光线明暗度适中,病人休息时可用床帘或窗帘遮光,晚上可用地灯或床头灯。

（4）色调：病室墙壁应以浅色为宜，儿童病室可增加卡通画。

4. 安全

（1）避免引起病人躯体损伤的因素：防坠床、跌倒，防化学性伤害等。

（2）预防医院内感染。

（3）避免医源性损伤。

（邓立梅）

二、住院病人管理

（一）入院病人管理

1. 护士主动、热情接待病人，及时安排床位，建立住院病历并通知医生。

2. 带病人或家属熟悉病室环境，将病人送到床旁，妥善安置，做入院介绍，请病人或家属在《入院宣教》《住院告知》上签字。

3. 责任护士对新入院病人做入院评估，制订护理措施。

4. 做好病人的心理护理，认真履行告知义务，取得病人主动配合。

5. 遵医嘱为病人进行治疗护理。

（二）出院病人管理

1. 主管医生开医嘱后，护士通知病人出院并协助办理出院手续。

2. 为病人做出院宣教，包括病情观察、饮食、休息、睡眠、运动、正确用药、复查时间等。

3. 征求病人意见或建议，不断改进护理工作。

4. 整理病历，撤走床头牌及各种治疗卡。

5. 责任护士帮病人整理携带物品，并送出病房。

6. 床单位终末消毒处理后，铺备用床迎接新病人。

（三）转出、转入病人管理

1. 由病房主管医生确定转入或转出，责任护士遵医嘱通知病人及家属。

2. 转出前，责任护士评估病人的一般情况、生命体征，急危重症病人由医护人员护送转出。

3. 将转出病人的病情、护理记录，与新病区值班护士交接。

4. 护士交接病人病历、皮肤、病情、生命体征、输液、引流管等，做好特殊情况的交接。

5. 责任护士向病人介绍新病区的环境、医生及责任护士等情况,取得病人配合。

6. 手术病人返回病房后,责任护士记录返回病房的时间,监测病人生命体征,观察意识状况、伤口、引流、输液以及皮肤情况,并记录在护理记录单上。

三、急危重症病人安全管理

1. 急危重症病人入院、转科由所在科室的护士,先电话通知接收科室,并护送病人至病房。接收科室护士接到电话后立即通知医生、准备好病床及抢救用物,并做好病人病情交接。

2. 认真落实分级护理制度。

3. 急危重症病人出科做任何检查应由医护陪同前往。

4. 遇急危重症病人病情发生异常,医生如果不在场,护士除立即通知医生外,应迅速根据病人的情况采取各种抢救措施,如吸氧、吸痰、建立静脉通道等。

5. 配合医生抢救时,护士应做到沉着、冷静、敏捷,并注意语言严谨,避免引起医疗纠纷。

6. 对谵妄、躁动和意识障碍的病人,合理使用防护用具,防止意外发生。牙关紧闭、抽搐的病人,可用牙垫、开口器,防止舌咬伤,同时暗化病室,避免因外界刺激引起抽搐。

7. 急危重症病人抢救时,病人家属应在候诊区等候。

8. 做好基础护理,严防护理不当而出现的并发症。

9. 护士在工作中严格执行三查七对制度,准确执行医嘱,确保病人的医疗安全,严格交接班,保持工作的连续性。

10. 严密监测病人生命体征,及时准确地记录病情,严禁对病历进行涂改、隐匿、伪造、销毁等。

【操作流程】

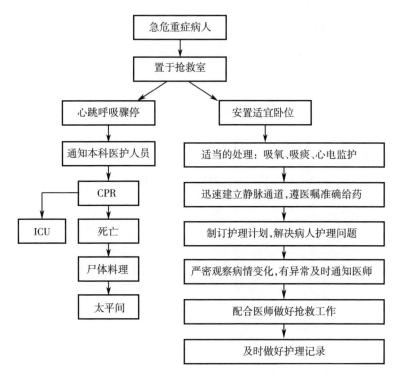

急危重症病人风险评估及防控措施见表 4-2-1。

表 4-2-1 急危重症病人风险评估及防控措施表

项目 \ 内容	风险评估	防控措施
病情变化	□猝死 □出血 □昏迷 □脑疝 □其他	□按照护理级别按时巡视病人,落实基础护理措施 □护理记录真实、准确、客观、完整、及时 □加强意识、瞳孔和生命体征监测,及时准确执行医嘱 □常规抢救设备完好 □常规抢救药品完好
心理因素	□恐惧 □愤怒 □焦躁 □悲伤 □其他	□帮助病人适应住院生活,详细介绍病情及预后 □多陪伴病人,多与病人接触交谈,同情、关心病人,了解其心理动态及情绪波动的原因 □营造安静舒适的休息环境,避免强光、噪音等不良刺激,避免一切精神干扰,消除有害刺激因素 □合理安排陪护与探视,使其充分享受亲情

续表

项目＼内容	风险评估	防控措施
护理并发症	□口腔炎	□协助病人漱口,口腔护理每天两次
	□肺部感染	□保持环境卫生,按时翻身拍背,协助咳痰
	□泌尿系感染	□会阴清洁每天 1 次,导尿病人尿道口护理每天 2 次
	□压疮	□床单元平整干燥,翻身拍背每 2 小时 1 次
	□其他	
病人安全	□跌倒	□床头警示,穿防滑鞋,行动有陪伴,用助行工具,勤巡视
	□烫伤	□床头警示,温水袋外裹毛巾,水温不超过 50℃,加强巡视
	□坠床	□床头警示,加床档,必要时用保护性约束,加强巡视
	□导管滑脱	□妥善固定导管,移动病人时注意导管位置,加强巡视
	□误吸	□床头抬高 30°~45°,从健侧喂食,增加食物黏稠度
	□静脉炎	□严格执行无菌操作,遵守操作规程
	□自伤	□加强看护,各班认真交接
	□其他	

四、风险控制与安全管理

早期预警评分量表(MEWS 评分表)见表 4-2-2。

表 4-2-2 早期预警评分量表(MEWS 评分表)

评分项目	3	2	1	0	1	2	3
体温 (℃)		≤35	35.1~36	36.1~38	38.1~38.5	>38.6	
脉搏 (次/分)		≤40	41~50	51~100	101~110	111~130	>130
呼吸 (次/分)		≤8		9~14	15~20	21~29	≥30
收缩压 (mmHg)	≤70	71~80	81~100	101~199		≥200	
意识水平				清醒	对声音有反应	对疼痛有反应	无反应

注:总分＝各项分值相加。当评分单项 3 分,总分 5 分应报告医生。MEWS 评分 5 分,是鉴别病人病情严重程度的临界点,当 MEWS 评分 >5 时,病情恶化的可能性大;当 MEWS 评分 >9 时,死亡的危险性增加

处理原则:当早期预警评分单项 3 分,总分 5 分应报告医生,30 分钟内按需处理。对于评估可能出现呼吸道梗阻及其他风险时,应积极干预,采取预警措施,加强监控和护理,避免风险事件出现

（一）误吸 / 呼吸道梗阻

1. 处理措施

（1）畅通呼吸道,消除梗阻的因素。

（2）误吸者:立即使病人采取俯卧位,头低脚高,叩拍背部,尽可能使吸入物排出,并同时通知医生。

（3）及时清理口腔内痰液、呕吐物等。

（4）监测生命体征、血氧饱和度,如出现严重发绀、意识障碍及呼吸频率、深度异常,在采用简易呼吸器维持呼吸的同时,急请麻醉科插管畅通呼吸道。

（5）做好记录,必要时遵医嘱开放静脉通路,备好抢救仪器和物品。

（6）通知家属,向家属交代病情。

（7）做好护理记录。

2. 预防措施

（1）减少口底、面部肿胀的因素。

（2）将后坠的舌用丝线牵出,固定稳妥,畅通呼吸道。

（3）及时抽吸口腔及呼吸道内的分泌物,鼓励病人咳痰。

（二）大出血

1. 处理措施

（1）病人绝对卧床休息,头部稍高并偏向一侧,防止呕吐物误吸入呼吸道。

（2）立即通知医生,准备好抢救车、负压吸引器、麻醉机等抢救设备配合抢救。

（3）迅速建立有效的静脉通道,遵医嘱实施输血、输液及应用各种止血治疗。

（4）及时清除血迹、污物。必要时用负压吸引器清除呼吸道内分泌物,避免误吸。

（5）给予氧气吸入。

（6）做好心理护理,关心安慰病人。

（7）严密监测病人的心率、血压、呼吸和神志变化,必要时进行心电监护。

（8）准确记录出入量。判断病人的出血量,防止发生并发症。

（9）协助医生找到出血点,实行压迫止血或缝合止血。

（10）通知手术室进行紧急手术准备。

（11）认真做好护理记录,加强巡视和交接班。

2. 预防措施

（1）保持呼吸道通畅,避免过度咳嗽,以免伤口或病灶部位出血。

（2）保持大便通畅,避免用力解便可能导致的伤口裂开出血。

（3）术后饮食清淡,注意观察大便的颜色,有无消化系统的症状,避免出现术后消化道应激性溃疡出血。

（三）坠床／跌倒

1. 处理措施

（1）对病人的情况做初步判断,如测量血压、心率、呼吸,判断病人意识等,初步了解受伤情况。

（2）医生到场后,协助医生进行检查,遵医嘱进行正确处理。

（3）如病情允许,将病人移至抢救室或病床上。

（4）向上级领导汇报（夜间通知院总值班）。

（5）协助医生通知病人家属。

（6）认真记录病人坠床／跌倒的经过及抢救过程。填报不良事件报告。

2. 预防措施

（1）告知病人或家属,签署预防坠床/跌倒告知单。

（2）在病人床头或床尾挂防坠床/跌倒的警示标识。

（3）将日常用品及呼叫铃放置于病人触手可及处。

（4）告知病人用药后如果感到头晕时,起床应由照护者扶着缓慢变换体位,无不适后再下床。上厕所时应使用坐便器,下蹲及站起时动作应缓慢。

（5）保持地面整洁、无水渍。

（6）将物品尽量收于床头柜内,保持病室及走道宽敞,避免跌倒。

（7）病人躁动、意识不清时,应拉起床档,并予以约束带保护。

（8）病人衣裤和鞋适宜,避免裤腿过长,鞋子应防滑。

（四）药物过敏反应

1. 处理措施

（1）立即停药,密切观察病情变化,遵医嘱使用抗过敏药物。

（2）平卧、保暖、吸氧,必要时建立有效的静脉通道。

（3）立即通知医生到场处理。

（4）遵医嘱用药及实施抢救措施。

（5）密切观察病情变化，评价治疗与护理效果，做好护理记录。

2. 预防措施

（1）了解病人药物过敏史，避免接触致敏药。

（2）按有关规定和要求进行药物（如青霉素等）的过敏试验，敏试阴性后方可用药，密切观察用药后反应，特别关注迟发过敏反应。

（五）肺水肿

1. 处理措施

（1）立即停止输液或将输液速度降至最低。

（2）及时与医生联系进行紧急处理。

（3）若病情允许置病人于端坐位，双下肢下垂，以减少回心血量，减轻心脏负担。

（4）加压给氧，减少肺泡内毛细血管渗出，同时湿化瓶内加入 20%~30% 的乙醇，改善肺部气体交换，缓解缺氧症状。

（5）遵医嘱给予镇静、扩血管和强心药物。

（6）认真记录病人抢救过程。

（7）病人病情平稳后，加强巡视，重点交接班。

2. 预防措施

（1）严格执行输液操作规程，维护正确适宜的液体滴速。

（2）密切观察输液、输血过程中病人的反应。

（毕小琴）

第三节　重点部门／科室管理

一、麻醉复苏室管理

麻醉复苏室（post-anesthetic care unit, PACU）是现代麻醉科的重要组成部分，是衡量现代化医院先进性的重要指标之一。PACU 建立的目的是对麻醉后病人集中进行密切监测、观察、治疗，使病人平稳度过麻醉苏醒期，减少术后并发症及死亡率。

（一）布局设置与环境管理

1. 布局设置

（1）紧临手术室,分别设置进、出口通道,通道畅通无障碍。

（2）设开放式中心护士站,利于观察病人。另可设立一个单独的隔离间。

（3）床位数与手术室比例为 1 : 1.5~1 : 3。

（4）设开放式床位,床位间配备隔帘。

（5）床位配有供氧、压缩空气、负压吸引的装置和多个电源插座。

（6）病床为可调节、移动式转运床,配有床档和输液架。每床配床旁桌。

（7）设储藏室及污物处理室。

2. 设备设施

（1）监测设备:配备多功能心电监护仪、麻醉机、除颤仪、便携式监测设备、血气分析仪等。

（2）抢救物资:配备移动式气管插管抢救车,包括各种急救物资和药物。

（3）信息系统:配备医生和护士用信息系统(电脑等)。

3. 环境管理

（1）环境布置温馨、采光好、室内明亮、地面清洁平整。

（2）有空气调节装置,室内温度 22~25℃,湿度 50%~60%。

（3）医疗用空间和辅助空间分离,物品摆放有序,环境符合"三化十字"要求。

（二）术前访视管理

1. PACU 护士对次日手术病人进行术前访视。

2. 术前访视流程 护士查看病历→床旁身份确认→评估病人→术前健康教育→心理疏导。

（三）风险控制与安全管理

1. 上呼吸道梗阻

（1）处理措施

1）舌后坠:如果有缝线行舌牵引的病人,直接牵拉舌线,解除梗阻;如未行舌牵引的病人,用舌钳牵拉舌体,解除梗阻。

2）支气管痉挛:开放气道,用简易呼吸器持续正压通气,加大氧流量,对于严重者,可进行气管内插管。

（2）预防措施

1）术前全面评估,避免上呼吸道炎症。

2）保持气道通畅,避免舌后坠及支气管痉挛。

2. 低氧血症

（1）处理措施

1）清理呼吸道分泌物,开放气道。

2）调节氧流量,给予半卧位,必要时面罩加压给氧。

（2）预防措施

1）严格把握拔除气管插管的指征。

2）及时清除气道分泌物,保持气道通畅。

3）严密监测,有效吸氧。

3. 低血压

（1）处理措施

1）快速判断原因,及时处理。

2）伤口有出血者,协助医生止血,遵医嘱快速输注液体,必要时输血。

3）血容量不足者,及时遵医嘱补充血容量。

4）补足血容量后,血压仍低者,遵医嘱使用血管活性药物。

5）体位性低血压者,减少病人移动。

（2）预防措施

1）密切观察伤口情况,避免伤口敷料松动,及时处理伤口渗血、渗液情况。

2）动态监测生命体征,及时发现病情变化,及时处理。

3）保持静脉通路通畅,遵医嘱及时输入液体。

4）移动病人动作轻柔,避免病人体位突然变化。

4. 高血压

（1）处理措施

1）原发性高血压:遵医嘱给予降压药物。

2）应激性高血压:先予镇痛、镇静、保暖。若效果不佳,可给予适量降压药。

（2）预防措施

1）密切监测病人血压。

2）对原发性高血压病人,护士于术前协助医生调控好血压。

3）术前、术中、术后给予病人健康指导,降低病人紧张感。

4）术后给予病人镇痛、镇静、保暖。

5. 伤口异常

（1）处理措施

1）伤口出血、渗血、渗液、肿胀及时告知医生,协助处理。

2）伤口敷料过松告知医生重新固定。

3）伤口敷料过紧,协助医生适当调整。

（2）预防措施

1）密切观察病人生命体征,重视病人主诉,及时发现问题。

2）观察病人伤口有无渗血、渗液、肿胀。

3）观察伤口敷料固定情况,观察病人呼吸状况,询问病人舒适度。

6. 引流管不通畅或脱落

（1）处理措施

1）引流管不通畅可先分析引起的原因,再对症处理。有负压引流的先断开负压,再进行相应处理。

2）引流管前端贴壁,协助医生调节管前端位置。

3）引流管折叠、扭曲、受压,及时调整,解除不畅原因。

4）血凝块、组织碎片等堵塞引流管,需及时协助医生清除堵塞物。

5）引流管脱落及时告知医生,根据病人情况做相应处理。

（2）预防措施

1）加强与外科手术医生的交接,评估病人引流管的位置、固定及引流情况。

2）密切观察引流管的情况,做好引流管护理,保持引流管固定良好、通畅,观察引流液的量、颜色、性状,及时发现问题并处理。

7. 恶心、呕吐

（1）处理措施

1）将病人头偏向一侧,避免误吸。

2）必要时遵医嘱使用止吐药物。

3）保护伤口,避免呕吐物污染伤口。

（2）预防措施

1）选择可减少恶心、呕吐概率的麻醉药。

2）可预防性使用防恶心、呕吐的药物。

3）避免对咽喉部的刺激。

8. 体温异常

（1）处理措施

1）低体温可适当调高室内温度,采用加温毯,必要时输入加温液体。

2）高体温可调低室温,采用物理方法降温,必要时遵医嘱给予药物降温。

（2）预防措施

1）通过与外科手术医生、麻醉师交接,了解病人术中情况,全面评估病人。

2）密切监测病人体温,根据病人情况调节适宜室温及针对性处理。

9. 转运意外

（1）处理措施

1）转运途中出现坠床,及时启动应急预案,将病人损伤降至最低。

2）转运途中出现低氧血症,及时清理气道分泌物,开放气道,加大吸氧浓度,必要时使用简易呼吸器辅助呼吸。

（2）预防措施

1）由手术医生和PACU护士共同转运病人,携简易呼吸器、便携式吸痰器。

2）转运途中给予床档及保护带保护,便携式血氧饱和度动态监测,医护人员密切观察病人。

（刘　帆　唐文琴）

二、手术室管理

手术室(operation room, OR)是病人集中进行手术性治疗、抢救及诊断的场所,是外科病人周转的中心枢纽。

（一）手术室布局设置与环境管理

1. 布局设置

（1）紧邻外科病房、监护室等,安静、整洁,方便转运病人。

（2）工作人员、手术病人及物品循环三条出入路线,布局原则应符合功能流程和洁、污分区要求。

（3）手术间数与外科病房床位比例为 1:20~1:25。

（4）手术室用房以手术间为中心,配置洗手池、无菌室、医护办公室、值班室、教学用房、医护休息室、更衣室及库房等辅助用房。

（5）手术室从外到内分为非限制区、半限制区及限制区三区,三区标识明确。

2. 手术间设备设施

（1）基础设施:包括电源、空气净化装置、无影灯、手术床、医用吊塔、医用气源设备、照明装置、计时器、免提电话、观片灯及物品柜等。

（2）医疗设备:除麻醉机、心电监护仪、电刀、治疗车、托盘等基本设备,还应根据专业需要配置其他设备,如电子显微镜、骨动力系统、内窥镜系统、超声刀等。

3. 环境管理

（1）手术间室温要求 21~25℃,相对湿度为 30%~60%。

（2）工作人员进入手术室须更换专用衣、裤、鞋,进入限制区须戴好口罩帽子。

（3）手术前至少提前 30 分钟开启空气净化系统,接台手术前应自净 30 分钟。

（4）手术间每日至少 2 次湿式清洁,连台手术之间处理地面及物体表面,每周 1 次彻底清洁。

（5）每 2 周清洗回风口滤网及初效滤网,每年更换中、高效滤网。

（6）每季度进行手术室空气、物表、消毒液、无菌物品及医务人员手细菌学监测。

（二）手术病人术前访视管理

访视流程:

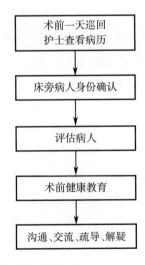

术前一天巡回护士查看病历

↓

床旁病人身份确认

↓

评估病人

↓

术前健康教育

↓

沟通、交流、疏导、解疑

（三）风险控制与安全管理

1. 手术病人交接不清

（1）处理措施

1）各环节、各班重新交接，双方交接无误、无漏项，签字确认。

2）在确保病人相关信息准确的情况下，在医护共同认可下方能实施手术。

（2）预防措施

1）术前与病房护士交接：核对病人床号、姓名、性别、年龄、诊断、手术名称及部位、术前用药、药物过敏试验结果、知情同意书、术前检查及配血报告。

2）术中交接：无特殊情况不更换洗手及巡回护士，若需交接，内容包括手术台物品数量种类、手术进展、术中用药及病人情况。

3）术后交接：由主管医生、麻醉医生和护工送病人回麻醉复苏室。

2. 手术物品清点有误

（1）处理措施

1）护士再次清点，洗手、巡回护士、主刀医生共同清点，查验。

2）再次清点无误后，三方确认签字。

（2）预防措施

1）严格执行手术物品清点制度。

2）严格把控清点时机：手术开始前、关闭切口前、关闭切口后及手术结束后。

3）明确清点内容：手术器械、手术敷料、缝针及杂项物品。

4）落实清点责任人：洗手护士、巡回护士、主刀医生。

5）实施清点方法：每次清点由洗手护士与巡回护士唱点两遍，经主刀医生确认无误后及时记录。

6）手术切口涉及两个及以上部位，关闭每个切口时均应清点手术物品。

3. 压疮

（1）处理措施

1）更换受压部位，消除压力源，避免继续受压，必要时使用新型压疮敷料。

2）改善局部及全身循环。

（2）预防措施

1）术前评估病人皮肤及营养等状况，术中尽量维持病人生理功能体位，避免骨隆突处受压。

2）选择和使用合适的体位垫，保护受压及骨隆突部位。

3）约束带松紧适宜。

4. 电灼伤

（1）处理措施

1）关闭电源，移除负极板。

2）根据局部灼伤情况酌情处理。

（2）预防措施

1）遵守电刀使用规范和流程，操作人员能熟练使用电刀。

2）电刀输出功率选择达到手术需要最低功率。

3）负极板安放位置应肌肉平坦、血管丰富，尽量靠近手术区，避开骨隆突处。

4）病人皮肤不得接触手术床金属部分。

5）严格管理电刀笔，将其置于安全位置。

（杨　晖）

三、消毒供应室管理

消毒供应室（central sterile supply department, CSSD）是医院内承担各科室重复使用诊疗器械、器具和物品清洗消毒、灭菌以及无菌物品的供应，是无菌物品供应周转的物流中心，是医院提供高水平医疗服务的保证，其工作与医疗质量、医疗安全、医院感染控制紧密相关。

（一）布局设置与环境管理

1. 布局设置

（1）建筑位置合理（不宜建在地下室）。

（2）消毒供应室应接近住院部、门诊部和手术室之间，周围环境清洁无污染源，自成一区，便于组织工作流水线。若采用集中管理模式宜靠近手术室，并通过洁、污电梯同手术室之间建立直接的通路。

（3）根据其内部功能划分为工作区域和辅助区域。工作区域即去污区、器械检查包装灭菌区、无菌物品存放区。辅助区域包括办公室、更衣室、休息室、会议室及洁具间。

（4）辅助区域与工作区域应严格分开，成为相对独立的区域，可通过内部走廊与工作区连接。在进入各操作区处还应设缓冲间或卫生处理区域。

（5）工作流程路线采用单向流程布置,由污到洁、不交叉、不逆行,呈污染递减逐渐净化的过程。

（6）房间和布局应该符合物流、人流、气流洁污分开的消毒隔离管理原则。设立安全通道,有明确的防火疏散指引标记和完善的灭火装置。

2. 设备设施

（1）设备包括各种灭菌器、医用热封机、干燥柜、超声清洗机和清洗消毒器、水处理设备;设施包括高压水枪、高压气枪、各种工具容器、清洁池和工作操作台等。

（2）根据管理需要配置电脑、办公桌、电话等。

（3）各区具有完善的空气消毒设施。缓冲间的洗手设备应是流动水,开关采用肘式、脚踏式或感应式,有洗手液和干手设备。

3. 环境管理　周围环境清洁、无污染源;区域相对独立;内部通风、采光良好;干净、整洁、舒适、美观、安全;保持适宜的温、湿度及通风换气。

（二）物品回收、清洗管理

1. 回收

（1）重复使用的口腔器械应由消毒供应室进行集中的回收处理。

（2）污染回收时,污染器械应放在有盖的容器中或使用封闭专用车,采取保湿和封闭的方法运送至消毒供应中心污染区进行处理。

（3）精密器械应单独放置在容器中运送,防止损坏。

（4）回收容器应于每次使用后清洗、消毒、干燥备用。

2. 分类

（1）将回收后的污染手机及器械进行清点接收和分类,将手机和不同类别的器械分开。

（2）检查手机状况,对于有问题的手机集中在一起,消毒处理后送专业人员维修。

（3）各种分类的物品应放置在不同的容器中或清洗装置上,注明标记,避免混放。

（4）标明"特殊感染"的器械应按要求分类处理。

3. 清洗

（1）口腔器械清洗方法包括手工清洗和机械清洗。

（2）手工清洗是采用多酶清洗液浸泡后在水面下人工刷洗（电动牙洁治器宜选择手工清洗方法）。

（3）机械清洗可选用超声清洗方法或喷淋式热清洗消毒机。

（4）器械先清洗后消毒,特殊感染病人使用的器械应按要求根据设备条件选择清洗方式。

（三）物品消毒管理

消毒

（1）耐湿热的器材应首选机械湿热消毒（清洗消毒器等）。

（2）采用手工清洗的器械可用煮沸方法消毒（100℃,3分钟）。

1）煮沸消毒应使用蒸馏水或纯化水。

2）煮沸时可加入适量的水溶性器械润滑剂,进行器械保养。

（3）不能耐受高温和湿热消毒的器材可采用:75%乙醇擦拭消毒、酸性氧化电位水消毒符合要求的消毒药械进行消毒,并符合《医疗机构消毒技术规范》（WS/T 367—2012）中消毒剂的使用规定。

（四）物品检查、保养与包装管理

1. 检查与保养

（1）用目测或使用带光源放大镜,对干燥后的口腔器械进行器械表面、螺旋结构处、关节处有无污迹、水渍等残留物质和锈斑检查。对清洗质量不合格的器械应重新处理;损坏或变形的器械应及时更换。

（2）口腔科手机的注油保养应符合 WS 506—2016 标准。

2. 包装要求

（1）包装材料:包括一次性医用皱纹纸、纸塑袋、纸袋、纺织品、无纺布等,应符合 GB/T 19633 的要求。

（2）根据临床使用情况选择合适的包装材料;低度、中度危险的口腔器械可不包装,消毒或灭菌后直接放入备用清洁容器内;口腔科小器械宜选用口腔科器械盒盛装。

（3）包装材料无菌有效期:纺织材料和口腔科器械盒 7 天;一次性纸袋 30 天;一次性皱纹纸和医用无纺布 180 天;一次性纸塑袋有效期 180 天;无包装的高度危险性器械灭菌后应立即使用,有效期不超过 4 小时。

（4）包装后器械物品体积不能过大,以免影响蒸汽穿透;器械配装量不应过多,以免影响器械干燥效果,不利于无菌物品的保存。包装的体积和重量应符合以下要求:

1）灭菌包体积≤30×30×50cm（预真空）;

$$≤30×30×25cm（下排气）。$$

2）灭菌包重量≤7kg（金属包）；

≤5kg（敷料包）。

（五）物品灭菌管理

1. 灭菌 根据器械材质选择高温灭菌或低温灭菌。口腔器械应首选物理灭菌的方法；口腔科手机应首选压力蒸汽灭菌；碳钢材质的器械宜选干热灭菌。

2. 灭菌装载

（1）应使用专用灭菌架或篮筐装载灭菌物品，无菌包之间应留间隙。

（2）口腔科手机与车针、电动牙洁治器手柄与工作尖等器械应拆开灭菌。

（3）尽量将同类材质的物品装在一起进行灭菌，如果必须同时灭菌，纺织品应放置在上层，竖放，金属器械类物品放置在下层。

（4）手术器械包、硬质容器应平放，保持器械均匀分布不混乱。盆、盘、碗类物品应当斜立，玻璃瓶等底部无孔的器皿类物品应倒立或侧放；纸袋、纸塑包装物品应侧放；利于蒸汽进入和冷空气排出。

（5）选择下排气压力蒸汽灭菌程序时，较大的包放上层，小包放下层，防止出现湿包。

3. 灭菌监测

（1）采用的检测方法分为物理监测（工艺监测）、化学监测、生物监测三大类。

（2）消毒供应中心必须制订完善的监测管理制度，采用正确的监测方法，对灭菌过程相关因素进行科学有效的质量监测，以达到控制医院内感染，确保医疗安全的目的。

（六）物品放行、储存管理

1. 放行

（1）消毒物品的放行

1）机械热力消毒应检查额定参数（温度、时间），所得参数符合要求时，消毒物品方可放行。

2）用化学消毒剂消毒物品时应检查其消毒时间、浓度，符合 WS/T 367 要求时，物品方可放行。

（2）灭菌物品的放行

1）检查包外标识和有无湿包；查包外指示胶带变色情况（黑色）。

2）每一灭菌周期结束后应检查所有物理参数、化学指示物，所得数据、指示物的显示与规定灭菌参数一致时，灭菌物品方可放行。

2. 储存

（1）检查包装完整性，若有破损，不可作为无菌包使用。

（2）检查灭菌物品是否有湿包，湿包视为污染包。

（3）检查化学指示胶带变色是否合格。

（4）检查物品上标注的日期是否正确。

（5）物品名称的标志是否清楚。

（6）登记物品灭菌器序号、循环次数、物品名称、数量等信息，确认灭菌质量监测应合格。

（7）灭菌包如掉落在地上或误放不洁之处，应视为受到污染。

（8）已灭菌物品不能与非灭菌物品混放。

（9）物品摆放位置规格化。应做到物品分类摆放、摆放位置固定、位置有标记；无菌物品摆放时近期在前远期在后，依序发放，严禁出现过期物品。

（10）消毒物品和灭菌物品应有明显区分标识。

（七）风险控制与安全管理

1. 器械清洗不洁

（1）处理措施

1）检查时发现清洗不合格，应及时重新处理。

2）使用超声波清洗机重新清洗，并有针对性地进行手工清洗。

（2）预防措施

1）使用后的器械应浸泡在低泡的多酶溶液内并及时处置。

2）超声清洗或浸泡后，应及时冲洗、清除污染物。

3）机械清洗消毒器的预洗温度应低于45℃，避免有机污染物迅速凝固黏附于器械表面。

2. 灭菌装载过紧、过密

（1）处理措施

1）应使用专用灭菌架或篮筐装载灭菌物品。

2）无菌包之间应留间隙。

（2）预防措施：按灭菌装载要求规范操作，装载过紧、过密不利于蒸汽穿透，影响灭菌效果。

3. 灭菌失败

（1）处理措施

1）凡发生灭菌质量问题应立即按灭菌失败物品的召回制度，收回存在灭菌质量的物品。

2）分析灭菌不合格的原因，并进行处理。

3）对收回的不合格灭菌物品重新灭菌。

（2）预防措施

1）规范消毒供应室操作流程。

2）建立质量追溯。实现对无菌物品从回收、清洗、消毒、干燥、检查与保养、包装、灭菌、储存、放行、使用的全流程质量信息的跟踪过程。

4. 过氧化氢低温等离子体灭菌失败

（1）处理措施

1）发现灭菌不合格的物品一律不能放行。

2）凡发生灭菌质量问题应立即按灭菌失败物品的召回制度，收回存在灭菌质量的物品。

3）分析灭菌失败的原因，并进行处理。

4）对收回的不合格灭菌物品重新进行灭菌。

（2）预防措施

1）低温等离子体灭菌器不能选择棉布、纸类作物品包装，应选择兼容的灭菌包装袋、无纺布进行器械及物品的包装。

2）灭菌物品应平放，无堆叠，无挤压。

3）装载物品时注意与灭菌仓等离子电极网保持 2.5cm 的空间距离。

4）最大灭菌容积装载量应低于 80%。

5. 湿包

（1）处理措施

1）湿包应视为污染包，湿包不能作为无菌物品存放。

2）卸载时发现湿包问题，应重新灭菌处理，并进行记录和原因分析。

（2）预防措施

1）规范灭菌装载，纺织品应放置在上层，竖放，金属器械类物品放置在下层，平放；盆、盘、碗类物品应当斜立；玻璃瓶等底部无孔的器皿类物品应倒立或侧放；纸袋、纸塑包装物品应侧放，利于蒸汽进入和冷空气排出，防止湿包。

2）灭菌物品在灭菌结束后应冷却 30 分钟后才能发放。

3）规范操作灭菌器并定期对其进行维护保养。

6. 植入物及外来手术器械环节风险

（1）处理措施

1）外来医疗器械应由消毒供应室统一清洗、消毒、灭菌。

2）由专人配送到手术室备用。

（2）预防措施

1）建立植入物及外来手术器械集中管理制度。

2）次日要使用的植入物及外来手术器械要求在前一天送到供应室，保证有足够的时间接收、处理，保证清洗、灭菌效果。

3）开展相应的业务培训，使相关人员了解产品的特点、使用方法和用后处理流程。

7. 职业损伤

（1）处理措施

1）发生锐器伤应按照职业暴露处理流程进行处置，及时报告院感染科进行免疫注射。

2）化学消毒剂喷溅到皮肤、黏膜等，立即用生理盐水局部冲洗；侵及皮肤则立即脱去污染衣物；溅入眼内应立即用洗眼器冲洗眼睛。

3）一旦发生烫伤应立即离开热源，视烫伤情况立即处理。

（2）预防措施

1）完善相关设施设备，规范操作流程。

2）严格执行职业安全防护措施和标准预防措施。

3）规范处理医疗废物，保持环境清洁，及时处理污染物。

4）配备完善的防护设施、用具。

（林 洁　赵佛容　曾淑蓉）

四、急诊科管理

口腔医院急诊科（emergency department, ED）是集急诊、急救与监护功能于一体的综合性科室，除收治常见的口腔急症，如急性牙髓炎、急性根尖周炎、急性冠周炎等，还救治急性创伤导致的颌面外伤、牙外伤等急症病人。

（一）布局设置与环境管理

1. 布局设置

（1）科室设置：独立或相对独立。

（2）分区：分诊台、候诊区、诊疗区、观察区、抢救区。

（3）标识醒目：院内紧急救治绿色通道标识醒目，夜间有指路灯照明。

（4）出入口相对独立：方便救护车、平车、轮椅等转运设施出入，以便有效衔接院前急救和紧急诊疗相关科室，使病人迅速到达。

（5）位置：邻近放射科、检验科等急诊医疗依赖较强的部门。

2. 设备设施

（1）急诊抢救设备：心电监护仪、除颤仪、呼吸机、简易呼吸器、喉镜、气管内导管、中心负压装置和电动吸引器、中心供氧装置和氧气瓶、静脉穿刺装置、各种急救药品及用品、各种液体及急救血浆代用品、无影手术灯、手电筒、摄像机及监控装置（记录抢救过程）。

（2）救护车设备：便携式监护仪、便携式氧气瓶、吸引器、出诊箱等。

（3）急诊急救场地：口腔诊疗室、急诊观察室、抢救室。

（4）物资及保障：口腔科综合治疗椅、床、抢救物资、水、电、气等。

（5）信息系统：急诊电子病历信息系统。

（6）呼叫系统：配备院内、院外、科内呼叫系统。

3. 环境管理

（1）室内采光好、明亮，地面清洁、平整。

（2）抢救床单元净使用面积不少于 $12m^2$。

（3）有空气调节及消毒装置，处置区密闭独立。

（二）急诊病人就诊流程管理

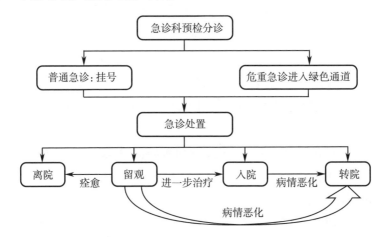

（三）急救物资管理

1. 急救物资务必做好"一专、两及时、三无、四定"，即：①专人负责保管；②及时检查维护、及时领取补充；③无责任性损坏，无药品过期、变质、失效，无器材性能失灵;④定品种、定数量、定位放置、定期消毒。

2. 急救物资账目清楚,账物相符。

3. 新添置物资、设备需组织全员培训,仪器需调试合格后方可使用。

4. 急救物资不外借。

5. 仪器设备有操作常规、培训、流程,及使用、维护记录。

6. 设备部门定期维护。

（四）急救药品管理

1. 急救药品保管做到四定,即定专人保管、定品种数量、定位放置、定期检查。

2. 急救药品班班交接,双人签名,非急救不得擅自取用。

3. 急救药品名称、数量及用法人人掌握。

4. 抢救结束后,2 小时内及时补齐药品,以备后用。

5. 药品过期前 6 个月预警,3 个月更换。

6. 护士长每月定期检查以保证急救药品有效备用。

（五）风险控制与安全管理

1. 急性出血

（1）处理措施

1）去除局部刺激物。

2）清创。

3）止血:自发性 / 活动性出血时可使用压迫、填塞或电凝止血等措施。

4）缝合:合并撕裂 / 脱伤时应先复位。

5）严密观察病情变化:及时、客观、准确记录病人生命体征及出血的性、状和量。

6）注意保暖:合并软组织挫伤时早期冷敷。

7）大出血病人需同时联系相关科室进一步处理。

（2）预防措施

1）治疗前询问全身情况:排除凝血机制异常、月经期、服抗凝药史。

2）保持口腔卫生。

3）定期保健,定期洁牙。

4）避免颌面及牙外伤。

2. 窒息

（1）处理措施

1）阻塞性窒息:①尽快清除口、鼻、咽喉部阻塞物,开放气道;②使用舌钳牵拉后坠舌；③吊起下坠的上颌骨块；④必要时置入人工通气导管；⑤严密观察病人生命体征；⑥及时、客观、准确地记录；⑦必要时遵医嘱使用镇静剂。

2）吸入性窒息：①充分、彻底地吸尽呼吸道内异物,解除窒息；②置入人工通气导管；③协助行气管切开；④严密观察病人生命体征；⑤及时、客观、准确地记录；⑥必要时遵医嘱使用镇静剂。

（2）预防措施

1）损伤后及时清除口、鼻、咽喉部异物,防止窒息。

2）维持呼吸道通畅。

3）严密观察病人是否存在缺氧症状。

4）及时解除可能导致窒息的危险因素。

3. 休克　见本章第一节。

4. 晕厥　见本章第一节。

5. 药物过敏

（1）处理措施

1）立即停用引发或疑似引发过敏的药物。

2）针对全身及局部症状对症处理。

3）遵医嘱全身应用抗过敏药物。

（2）预防措施

1）治疗前详细询问药物过敏史。

2）对致敏药物正确实施药物敏试。

3）药物敏试阴性病人首次用药后密切观察 20~30 分钟,用药期间注意病人的反应,防止迟发性过敏反应发生。

4）抗生素需现配现用。

5）严格执行查对制度,注射治疗盘内常备肾上腺素一支。

（左　珺）

五、儿童口腔科科室管理

儿童口腔科（pediatric dentistry, PD）诊疗护理范围不仅包括牙病的治疗护理,更着重于儿童的口腔健康体系化管理及咨询。

（一）布局设置与环境管理

1. 布局设置

（1）分区：候诊区、恳谈区、诊疗区、门诊手术间、PACU、辅助区等。

（2）候诊空间宽敞明亮,设有查询、缴费及呼叫系统。

（3）门诊 PACU 需邻近手术间,且通道宽敞,便于抢救和转运。

（4）标识醒目,颜色丰富:引导标识醒目、室内装饰色彩丰富且尽量采用暖色调。

（5）治疗单元相对独立且隔音良好,气氛温馨。

2. 设备设施

（1）急救设备设施:心电监护仪、除颤仪、简易呼吸器、中心负压装置和电动吸引器、中心供氧装置和氧气瓶、静脉穿刺装置、各种急救药品及用品、各种液体及急救血浆代用品、抢救车、无影手术灯、监控装置。

（2）手术设备设施:手术台、麻醉机、喉镜、气管内导管等。

（3）复苏室设置:同麻醉复苏室设置。

（4）信息系统:拥有电子病历信息系统。

3. 环境管理

（1）室内明亮、采光好,地面清洁平整、无水渍,有足够的警示标志。

（2）有空气调节装置及循环消毒装置,维持温度 22~24℃,湿度 50%~60%。

（3）处置区密闭独立。

（4）诊疗区的墙角及桌椅均需采取非锐角设计。

（二）就诊流程管理

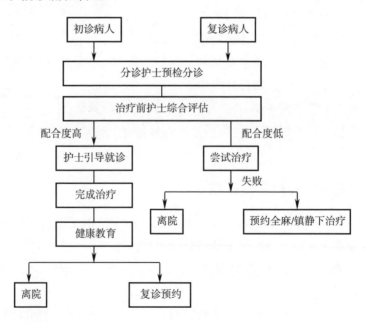

（三）风险控制与安全管理

1. 全麻/镇静后风险控制与安全管理　详见本章第三节。

2. 晕厥

（1）处理措施：详见本章第一节。

（2）预防措施

1）避免患儿长时间站立。

2）避免体位突然改变，如从坐位突然变站立位。

3）避免强制治疗造成的精神刺激。

4）避免患儿长时间待在闷热、不通风的环境。

5）使用局部麻醉药物的患儿避免空腹。

3. 窒息

（1）处理措施：详见本章第四节。

（2）预防措施

1）合理安放儿童用橡皮障，防止过多分泌物、水或其他异物引起呛咳导致窒息。

2）合作度较低或咽反射较重的患儿尽量空腹治疗，避免因呕吐物误吸导致窒息。

4. 小器械误吞

（1）处理措施：详见本章第一节。

（2）预防措施

1）正确安置儿童用橡皮障。

2）小器械末端用系带固定在医生手上。

3）治疗过程中小器械传递交换稳、准，注意密切观察。

4）注射器等物品传递时注意避开患儿视线并转移其注意力。

5. 坠椅

（1）处理措施

1）就地检查是否存在外伤。

2）报告医生协同处理，将伤害降到最低。

3）观察病情变化并记录生命体征。

4）出现生命体征变化时遵医嘱处理。

5）做好病人和家属的安抚工作，尽量消除其负面情绪。

6）及时上报。

（2）预防措施

1）保证就医环境的安全。

2）治疗前做好解释工作,避免患儿攀爬治疗椅。

3）治疗过程中做好安抚及安全保护。

4）治疗完成后协助患儿起身,防止突然变换体位。

（左　珺）

第五章

口腔医院感染管理常规

第一节　口腔医院感染防控

一、口腔诊疗流程布局

1. 口腔诊室设计的感控要求,应满足功能需求,分区明确,简洁实用。

2. 操作台面光滑,无卫生死角,易清洁,照明度良好。

3. 每两台口腔科综合治疗台至少应配备一套完善的手卫生设施。

4. 医疗废物暂存地点应相对独立,尽可能远离诊疗区。

5. 建议集中处理诊疗后的器械,若无条件则必须有一个相对独立的空间来进行重复使用口腔器械的清洗、消毒、灭菌和储存。

二、医护人员临床工作感控实践规则

1. 针对所有病人均应遵循标准预防的原则。

2. 医护人员在进行诊疗操作时,必须穿工作服、戴口罩、帽子和符合操作要求的手套,必要时戴面罩或护目镜,不能佩戴任何手部饰品。

3. 详细询问病史,并为病人提供必要的防护装置如眼罩、胸巾等。

4. 病人在就诊前,提倡使用漱口液漱口,尽量改善其口腔卫生状况。

5. 充分吸唾,减少喷溅和气溶胶产生。

6. 规范化进行各项诊疗操作。

三、口腔诊疗器械消毒灭菌

1. 口腔器械处理基本原则

(1) 口腔诊疗器械必须一人一用一消毒和(或)灭菌。

（2）根据不同的危险程度,选择相应的消毒灭菌水平及其适宜的储存条件（表 5-1-1）。

表 5-1-1　口腔诊疗器械分类、消毒灭菌方法和储存

危险程度	口腔器械分类	消毒灭菌水平	储存要求
高度危险	拔牙器械:拔牙钳、牙挺,牙龈分离器、牙根分离器、牙齿分离器、凿等	灭菌	无菌保存
	牙周器械:牙洁治器、刮治器、牙周探针、超声工作尖等		
	根管器具:根管扩大器、各类根管锉、各类根管扩孔钻、根管充填器等		
	手术器械:包括种植牙、牙周手术、牙槽外科手术用器械、种植牙用和拔牙用口腔科手机等		
	其他器械:口腔科车针、排龈器、刮匙、挖匙、电刀头等		
中度危险	检查器械:口镜、镊子、器械盘等	灭菌或高水平消毒	清洁保存
	正畸用器械:正畸钳、带环推子、取带环钳子、金冠剪等		
	修复用器械:去冠器、拆冠钳、印模托盘、垂直距离测量尺等		
	各类充填器;银汞合金输送器		
	其他器械:口腔科手机、卡局式注射器、研光器、吸唾器、用于舌／唇／颊的牵引器、三用枪头、成形器、开口器、金属反光板、拉钩、挂钩、口内 X 线片夹持器、橡皮障夹、橡皮障夹钳等		
低度危险	调刀:模型雕刻刀、钢调刀、蜡刀等	中、低度水平消毒	清洁保存
	其他器械:橡皮调拌碗、橡皮障架、打孔器、牙锤、聚醚枪、卡尺、抛光布轮、技工钳等		

2. 灭菌方法　首选高温高压灭菌,选择正确的灭菌程序,规范进行监测。

3. 口腔器械使用后,应及时去除黏附在器械上的有机物、口腔材料、药物等污染物,或者让使用后的器械处于湿润状态,有利于提高清洗质量。

四、医疗废物管理

1. 医疗废物分为感染性、损伤性、病理性、化学性、药物性五大类。口腔检查常用的一次性探针、镊子属于损伤性废物,使用后必须丢弃于锐器盒中。

2. 医疗废物应与生活垃圾分开收集、暂存、密闭运输。

3. 不同的医疗废物需要使用不同的盛装物,医疗废物达到包装物或者容器的 3/4 时,应当使用有效的封口方式,使包装物或容器的封口紧实、严密。盛装医疗废物的每个包装物、容器外表面应当有警示标识。

4. 运送医疗废物的人员必须做好个人防护,将分类分装的医疗废物按照规定的时间、规定的线路运送至本机构的医疗废物暂存点。

5. 建立医疗废物暂时贮存设施、设备,暂存的时间不得超过 2 天。

6. 将医疗废物交由专业医疗废物集中处置单位处置。

五、医疗废水管理

1. 制订、落实医疗废水处理管理的规章制度、应急方案,明确管理部门和责任人。

2. 全过程控制医院废水处理,严禁将医疗废水直接排放。

3. 医疗废水必须在医院就地处理,防止输送过程中产生污染与危害。

4. 污水处理站实行每天 24 小工作制,设备全天候运行。

5. 工作人员要坚守工作岗位,严格按操作规程和安全要求进行操作,确保设备处于正常运行状态。

6. 对医疗废水的处理质量进行监控,每日、每月按规定进行不同指标的监测,严格执行国家排放标准。

（刘治清　朱　智）

第二节　口腔诊疗环境清洁与消毒

一、诊疗环境的风险分级

1. 低度风险区　基本上没有病人或病人只做短暂停留的区域,如行政管理部门、会议室、病案室、图书馆等。

2. 中度风险区　有普通病人居住,病人的体液、血液、排泄物、分泌物对环境表面存在潜在污染可能性的区域,如普通病房、门诊科室、功能检查室等,口腔诊室属于此区域。

3. 高度风险区　有感染或定植病人居住的区域以及对高度易感者采取保护性隔离措施的区域,如感染性疾病科、手术室、产房、ICU、移植病房等。

二、诊疗环境清洁与消毒原则

1. 应遵循先清洁后消毒的原则,采取湿式卫生的清洁方式。

2. 根据环境的危险等级和清洁等级要求采取不同的清洁消毒措施。

3. 应根据不同环境表面和污染程度选择适宜的消毒剂。

4. 无明显污染时,可用消毒湿巾进行清洁与消毒。

5. 对于高频接触、易污染、难清洁与消毒的表面,可采取屏障保护措施,用于屏障保护的覆盖物(如塑料薄膜等)必须一用一更换。

三、日常清洁与消毒

1. 不同风险区域实施不同等级的环境清洁与消毒管理,具体要求见表 5-2-1。

2. 被病人体液、血液、排泄物、分泌物等污染的环境表面,应先用可吸附的材料将其清除,再根据污染的病原体的特点选用适宜的消毒剂进行消毒。

3. 环境表面常用消毒方法见表 5-2-2。

表 5-2-1　不同等级风险区域的日常清洁与消毒管理

风险等级	环境清洁等级分类	方式	频率/（次/天）	标准
低度风险区域	清洁级	湿式卫生	1~2	要求达到区域内环境干净、干燥、无尘、无污垢、无碎屑、无异味等
中度风险区域	卫生级	湿式卫生，可采用清洁剂辅助清洁	2	要求达到区域内环境表面菌落数总数 ≤10CFU/cm²，或自然菌减少 1 个对数值以上
高度风险区域	消毒级	湿式卫生，可采用清洁剂辅助清洁	≥2	要求达到区域内环境表面菌落数总数符合 GB 15982 要求
		高频接触的环境表面，实施中、低水平消毒	≥2	

注：1. 各类风险区域的环境表面一旦发生病人体液、血液、排泄物、分泌物等污染时应立即实施污点清洁与消毒

2. 凡开展侵入性操作、吸痰等高度危险诊疗活动结束后，应立即实施环境清洁与消毒

3. 在明确病原体污染时，可参考 WS/T 367 提供的方法进行消毒

表 5-2-2　环境表面常用消毒方法

消毒产品	使用浓度（有效成分）	作用时间	使用方法	适用范围	注意事项
含氯消毒剂	400~700mg/L	>10分钟	擦拭、拖地	细菌繁殖体、结核杆菌、真菌、亲脂类病毒	对人体有刺激作用；对金属有腐蚀作用；对织物、皮草类有漂白作用；有机物污染对其杀菌效果影响很大
	2000~5000mg/L	>30分钟	擦拭、拖地	所有细菌（含芽胞）、真菌、病毒	
消毒湿巾	按产品说明使用	按产品说明使用	擦拭	依据病原微生物特点选择消毒剂，按产品说明使用	日常消毒；湿巾遇污染或擦拭时无水迹应丢弃

第三节　口腔医务人员职业防护

口腔医务人员在诊疗过程中必须遵循标准预防的原则,才可能最大限度地维护其职业健康。

一、标准预防

标准预防是适用于所有医疗机构和医院人群(病人和医务人员)的常规感染控制措施。基于病人的血液、体液、分泌物(不包括汗液)、非完整皮肤和黏膜均可能含有感染性因子的原则,为了最大限度地减少与上述物质直接接触而采取的基本感染控制措施,即为标准预防。包括手卫生,根据预期可能的暴露选择适当的个人防护用品,也包括呼吸卫生/礼仪、病人安置、医疗设备/仪器的清洁消毒、环境的清洁消毒、织物的清洁消毒、安全注射等。

标准预防的精髓有两点,其一强调对医务人员和病人的双向保护;其二是根据不同的传播途径采取不同的隔离方法。

二、手卫生

手卫生是医务人员洗手、卫生手消毒和外科手消毒的总称。洗手是指医务人员用皂液(或肥皂)和流动水洗手,去除手部污垢、碎屑和部分病原微生物的过程。

手卫生方法的选择是由操作类型、污染程度及期望的抗菌剂在皮肤上的活性持续时间决定。对于常规口腔科诊疗操作,如口腔检查及非手术操作,可使用普通肥皂、流动水进行洗手,但必须保持肥皂的清洁与干燥。

1. 医务人员手卫生的基本原则

(1)基本要求:手部指甲长度不应超过指尖。

(2)手部不应佩戴戒指等手部饰品,不应戴人工指甲、涂抹指甲油等指甲装饰物。

(3)手部有可见污染物时,按"六步洗手法"洗手。当手部没有明显可见污染物时,可选择洗手或使用速干手消毒剂消毒双手。

2. 洗手注意事项

（1）应使用流动水，水质应符合 GB 5749—2006 生活饮用水卫生标准，即微生物指标要求未检出总大肠菌群、耐热大肠菌群、大肠埃希菌，菌落总数 < 100cfu/ml。

（2）水龙头尽量选择非手部接触式（如感应式、脚踏式、膝碰式等），否则应采取适当的避污措施，并注意保持水龙头的清洁。

（3）洗手只能去除手部的暂住菌和部分常驻菌。

（4）洗手和手消毒不宜同时进行，避免对手部皮肤造成伤害。

（5）洗手水池应专用，建议每两台口腔科综合治疗台配一套完善的手卫生设施，至少包括非手接触式水龙头、专用洗手水池、洗手液、干手设施（干手纸或干手机）等，墙上有一些手卫生的提示（如手卫生指针、洗手图等）。

3. 手卫生时机　WHO 根据多年循证研究的结果，推出了手卫生的五个时机，即接触病人前、无菌或清洁操作前、接触病人后、接触病人体液后、接触病人环境后，简称"两前三后"。医务人员可根据不同的手卫生时机，选择适当的手卫生方法（洗手或使用速干手消毒剂）。

三、个人防护用品

个人防护用品是指单独或联合用于保护黏膜、皮肤等接触感染性物质的各种屏障用品，包括口罩、手套、口罩护目镜、面罩、隔离衣、防水围裙等。在这里重点介绍口腔临床最常用的口罩、手套、面罩。

1. 口腔临床常用个人防护用品见表 5-3-1。

表 5-3-1　口腔临床常用个人防护用品

种类	特点	适用范围
普通医用口罩	覆盖使用者口、鼻及下颌，用于普通医疗环境中佩戴，阻隔口腔和鼻腔或喷出污染物的一次性使用口罩	一般清洁操作、接触普通污染物
医用外科口罩	用于覆盖使用者的口鼻及下颌，为防止病原微生物、体液、颗粒物的直接透过提供物理屏障	适用于无菌要求较高的诊疗操作以及可能发生血液、体液等飞溅的医疗活动，如口腔科诊疗操作。不能用于空气隔离

续表

种类	特点	适用范围
一次性使用外科手套	灭菌类,材质以橡胶为主,目前已有丁腈类灭菌手套面市	主要用于拔牙、牙种植、牙周手术、根管治疗等无菌要求较高的诊疗操作
一次性手套	非灭菌类,材质主要有橡胶类、丁腈类、PE 类	用于口腔检查、龋病治疗、正畸治疗等
面罩 / 护目镜		可能发生血液或(和)唾液等喷溅;可能产生气溶胶的诊疗操作;近距离接触飞沫传播病人时使用

2. 使用注意事项

(1)应根据不同的诊疗操作,选择适当的手套。

(2)当医务人员在做牙周洁治、根管治疗等口腔诊疗之后,或者其他诊疗操作之后手部有明显污染物时,应当立即洗手。

(3)不能戴着正在使用的手套,随意触摸诊疗环境的任何物体表面,包括诊疗设备表面。

(4)面罩可替代护目镜或眼罩。

(5)使用后的面罩应进行适当的清洁与消毒。

(6)要为病人提供眼罩或护目镜。

医务人员使用的个人防护用品,还包括隔离衣、防水围裙等。医务人员应正确选择使用适当的个人防护用品,医疗机构也要为医务人员提供合格且数量充足的个人防护用品,这是保障医务人员职业安全的必要条件。

四、呼吸卫生 / 咳嗽礼仪

呼吸卫生 / 咳嗽礼仪是预防控制呼吸道疾病病原体传播的一项综合措施,适用于所有具有呼吸道症状和体征的医务人员、病人和探视者。

1. 咳嗽或打喷嚏时使用纸巾或手帕遮掩口、鼻,或者用臂弯遮掩口、鼻。

2. 若病情许可,应戴口罩,否则尽可能与他人保持至少 1m 以上的距离。

3. 使用后的纸巾应丢弃于有盖垃圾桶（非手接触式）。

4. 双手接触呼吸道分泌物后应做手卫生。

第四节　口腔材料与消毒剂管理

一、口腔临床使用的一次性无菌医疗用品和耗材

1. 对于各种注射器、口腔检查盘等能够直接购买的产品，严格执行卫生行政主管部门的规定。

2. 各种大／小棉球、酚棉球、纸尖等，由有关人员手工制作。需要灭菌后才能使用的耗材，提倡小份额包装。灭菌物品开启使用后，其有效期为 24 小时，遇污染及时更换。

二、口腔材料的医院感染控制

口腔材料种类繁多，可以分为滴取型、手调型、注射型三大类。

1. 滴取型材料　主要有丁香油、碘甘油、黏合剂等，建议购买小剂量包装的成品，在有效期内尽快使用。对大瓶装的滴取型材料，可根据使用量分装于专用玻璃小滴瓶内。取用时，用与滴瓶配套的吸管吸取或蘸取适量，注意吸管应避免接触治疗用棉球，当取用的液体有余时，必须丢弃而严禁将多余的液体放回滴瓶内。

2. 手调型材料　主要有玻璃离子水门汀、氧化锌丁香油酚水门汀等。这些需要调拌的材料，涉及原料取出、调拌用品的准备和调拌等环节。关于原料的取出，需要用清洁的取粉器具取粉，根据需要将原料置于调拌玻璃板或专用调拌纸。调拌纸为一次性使用，塑料调拌刀也是一次性使用。调拌玻板、金属调拌刀一用一更换，取粉器具每日更换。调拌玻板和调拌刀属于低度危险品，清洗、消毒，至少应达到中、低等水平消毒，调拌勺可用化学消毒法进行处理。对于调拌材料，提倡现调现用。调拌结束后，立即把黏附的材料擦拭干净，再集中清洗消毒，干燥备用。

3. 注射型材料　碘仿糊剂、根管润滑剂、光固化垫底材料及光固化氢氧化钙等注射型材料，不是一次性使用完毕，使用时注射针头必须"一人一用一

更换"；对于酸蚀剂等比较黏稠的注射型材料，使用时应尽量避免污染，每次使用后需要对针筒表面进行清洁、消毒处理，再回套管帽，并放入专用避光盒内清洁保存。对聚醚材料、硅橡胶材料的口内注射头（牛角头），也应遵循"一人一用一更换"的原则。

4. 固体材料　对于牙胶尖、暂封补牙条、失活剂、树脂材料等，建议购买小份额包装成品。开启后尽快在有效期内使用完毕。牙胶尖必须使用无菌的镊子取用，其他材料可以用清洁器具来取用，严禁用治疗操作中所用的器械取用，取出的材料严禁再放回储存。

5. 正畸用材料

（1）正畸用托槽：一人一用，禁止重复使用。用清洁镊子夹取托槽，如遇污染，应按照产品说明书的提示，选择适当的方法进行妥善处理。牵引埋伏阻生牙的托槽及附件，需要灭菌处理。

（2）对不能耐高温高压的非金属材料，如链圈、结扎圈、分牙圈等，由于均为非单个包装，因此要注意清洁保存，用清洁器械按需取用。

（3）正畸拍照用的口内拉钩和反光镜，应选择适当方法进行中低水平消毒即可。

6. 其他辅助材料　如排龈线、咬合纸、比色板等，原则上按需取用，清洁保存即可，但需要定期（建议一周一次）对存放这些材料的容器或物品柜进行清洁或消毒处置。

三、常用消毒剂使用管理

1. 根据《医疗机构消毒技术规范》（WS/T 367—2012）等文件要求，各种使用中消毒剂每周更换两次，容器灭菌处理，遇污染应及时更换。对于一次性小包装的瓶装碘伏、乙醇等消毒剂，开瓶后有效期为 7 天。

2. 对临床使用的速干手消毒剂，按照产品说明书的要求，在其有效期内使用。

（刘治清）

第五节　口腔设备仪器的感染控制管理

医疗器械是医院开展诊疗业务所必备的物质条件之一,但医疗器械在医院感染中也存在传播医院感染的风险。如何控制医疗器械在医院感染过程中的风险,是医疗器械生产厂商、医护人员以及医院设备部门一直所面临的问题。口腔专科医院因其专科特性,与大医疗相比,其医疗器械更具专科特性,如口腔综合治疗台是集水、电、气于一体的精密医疗设备,其中的水、气均可导致医院感染的发生,但综合治疗台水路、气路的消毒一直是口腔医院感染所面临的难点,严重影响口腔医疗质量和医疗安全。

一、口腔基本设备管理

口腔基本设备是指口腔各科共用的设备。主要有口腔综合治疗台/口腔治疗椅、口腔科手机、空气压缩机、真空泵、消毒灭菌设备等。

存在介导医院感染风险的设备、风险点及感控管理见表 5-5-1。

表 5-5-1　存在介导医院感染风险的设备、风险点及感控管理

存在介导医院感染风险的设备/器械	风险点	感控管理
口腔综合治疗台/治疗椅	高频接触临床表面污染、水路、气路	表面污染:按诊间消毒流程处理 水路:①控制牙椅入水质量:定期更换牙椅入水端的水质过滤膜;②规范诊疗操作,每日开诊前、诊疗工作结束后,冲洗水路至少3分钟,为每一位病人治疗前、后冲洗水路至少30秒;③可谨慎选择低浓度的含氯消毒剂、弱酸性水作为口腔治疗用水;④对于独立供水的牙椅,每日诊疗结束后,除了冲洗水路,还应取下储水罐进行消毒处理并干燥保存备用;⑤定期检修,保证设备的防回吸装置处于正常工作状态 气路:①使用空气净化设备(过滤,甚至消毒);②定期对气路管线进行清洁处理 管路污染:①使用前、后清水冲洗管路;②定期清洗消毒更换过滤网;③定期清洗消毒气液分离罐,确保分离膜片清洁完整

存在介导医院感染风险的设备/器械	风险点	感控管理
口腔科手机（涡轮机/气动马达手机）	表面污染、回吸管线污染	表面污染：①表面清洁剂或消毒湿巾去除手机表面的可见污染物；②湿式保存后送消毒供应室处理；③进行彻底清洁、消毒、保养、包装、灭菌 回吸污染：①选择具备防回吸装置的手机；②每次治疗前、后继续旋转至少30秒
口腔科手机（电动马达、直手机/弯手机）	表面污染、机头内污染	同上
空气压缩机	气源、缸体内污染、气路	气源：空气净化器及空气过滤器保证气源洁净；空压机不能安装在诊室内 缸体内污染：①及时排水及气缸清洁；②空压机表面及泵头的清洁 气路：臭氧、高温消毒
真空负压泵	逆行污染、管路污染	逆行污染：主要为负压泵突然停止导致的逆行污染，需有备用真空泵同时工作
消毒灭菌器	表面污染（含管线）密封圈	表面、管线：①主机表面消毒剂擦拭；②操作按键区避污膜隔离 密封圈：定期清洗密封圈，确保密封圈清洁完整

二、口腔临床设备管理

口腔临床设备主要用于口腔各科临床诊断治疗设备，如龋齿检测仪、牙髓活力电测仪、根管长度测量仪、根管扩大仪、光化合口腔消毒仪、热牙胶充填器、光固化机、牙周压力探针、超声洁牙机、喷砂洁牙机、激光治疗机、口腔内镜、口腔科用显微镜、牙种植机等。

口腔临床设备，其工作端需要进入病人口腔的部件，属于中度危险品，应达到高水平消毒；手柄、操作按键区等不进入病人口腔的部件，属于低度危险品，达到低度或中度消毒水平即可。对这些不同部件的清洁消毒处理，应遵循如下原则（表5-5-2）：

1. 凡可拆卸的部件，在每次使用后应拆卸，进行清洁、消毒和（或）灭菌处理后备用；如果有一次性的配件，建议一人一用一更换。

表 5-5-2 存在介导医院感染风险的设备 / 器械、风险点及感控管理

存在介导医院感染风险的设备 / 器械	风险点	感控管理常规
龋齿检测仪	操作按键区、手柄、接触传播（探头）	操作按键区：①消毒剂擦拭（如消毒湿巾）；②避污膜隔离 手柄、探头专用套保护或压力蒸汽灭菌
牙髓活力电测仪	表面污染（手柄、工作头）	表面污染（手柄）：避污膜或专用套保护手柄 探测头专用清洁剂擦拭或压力蒸汽灭菌工作头
超声洁牙机 / 超声骨刀	表面污染、接触传播（手柄、工作头）、水路	表面污染：①主机表面消毒剂擦拭；②操作按键区避污膜隔离 接触传播：手柄、工作头表面清洁剂去除沾染污物后，独立包装压力蒸汽灭菌
根管长度测量仪	主机表面、工作端	表面污染：①主机表面消毒剂擦拭；②操作按键区避污膜隔离 工作端：表面擦拭去除污染物，清洁、消毒、包装、灭菌
根管扩大仪	主机表面、手柄、工作端	表面污染：①主机表面消毒剂擦拭；②操作按键区避污膜隔离 手柄、工作端：擦拭去除表面污物，清洁、消毒、包装、灭菌
热牙胶充填器	主机表面	表面污染：①主机表面消毒剂擦拭；②操作按键区避污膜隔离 手柄、工作端：①擦拭去除污物；②及时更换枪针和热保护罩
口腔科用显微镜	主机表面、工作镜、光源	表面污染：①主机用避污膜包裹或消毒剂擦拭；②操作按键区避污膜隔离 工作镜：镜头保护罩及时用专用清洁剂去除污染物
牙周压力探针	主机表面、手柄、工作端	表面污染：①主机表面消毒剂擦拭；②操作按键区避污膜隔离 手柄、工作端：表面清洁剂去除沾染污物，独立包装压力蒸汽灭菌
光固化灯	手柄、光纤头	表面污染：①主机表面消毒剂擦拭；②操作按键区避污膜隔离 手柄、光纤头：①表面消毒擦拭；②专用套保护

续表

存在介导医院感染风险的设备/器械	风险点	感控管理常规
口腔激光治疗设备	主机表面、手柄、工作端	表面污染：①主机表面消毒剂擦拭；②操作按键区避污膜隔离 手柄、工作端：表面清洁剂去除沾染污物，独立包装压力蒸汽灭菌
银汞合金/树脂调合器	主机表面、胶囊固位器	表面污染：①主机表面消毒剂擦拭；②操作按键区避污膜隔离 胶囊固位器：对调和装置定期拆卸清洁
口腔内镜系统（颞下颌关节镜、涎腺镜、鼻咽镜）	主机、手柄、导管、探头	表面污染：①主机显示器表面消毒剂擦拭；②避污膜或专用套保护手柄探头 导管、探测头：专用清洁剂擦拭后压力蒸汽灭菌
口内扫描系统	主机、手柄、探头	表面污染：主机表面消毒剂擦拭 手柄：避污膜或专用套隔离手柄 探头：探测头保护罩专用清洁剂擦拭后压力蒸汽灭菌
咬合力分析系统	主机、手柄、工作端	表面污染：主机表面消毒剂擦拭 手柄：避污膜或专用套隔离手柄 工作端：①专用清洁剂擦拭后干燥保存；②及时更换咬合片
下颌运动轨迹记录仪	主机、工作端	表面污染：①主机表面消毒剂擦拭；②操作按键区避污膜隔离 工作端：专用清洁剂擦拭后干燥保存
高频电刀	主机、手柄、工作端	表面污染：①主机表面消毒剂擦拭；②操作按键区避污膜隔离 手柄：避污膜或专用套隔离手柄 工作端：专用清洁剂擦拭后压力蒸汽灭菌
笑气镇静流量器	主机、操作端、鼻罩	表面污染：①主机表面消毒剂擦拭；②操作按键区避污膜隔离 操作端：避污膜或专用套隔离手柄 鼻罩：专用清洁剂擦拭后压力蒸汽灭菌
颌骨动力系统	主机、管线、工作端	表面污染：①主机表面消毒剂擦拭；②操作按键区避污膜隔离。 工作端：管线及工作端专用清洁剂擦拭后压力蒸汽灭菌

2. 不能拆卸的部件,每次使用前,应贴避污膜进行隔离,使用后应进行清洁消毒(擦拭),干燥备用。

三、口腔影像成像设备管理

口腔影像成像设备主要用于牙体、殆、颌面及颞下颌关节疾病的诊断,包括口腔科 X 线机、口腔曲面体层 X 线机、计算机 X 线体层摄影(CT)、口腔科 X 线洗片机等(表 5-5-3)。

表 5-5-3 存在介导医院感染风险的设备 / 器械、风险点及感控管理

存在介导医院感染风险的设备 / 器械	风险点	感控管理常规
口腔科 X 线机	压片夹持定位装置、数字化传感器	1. 管球表面消毒剂擦拭,贴避污膜隔离 2. 操作按键区避污膜隔离 3. 使用一次性持片夹
口腔曲面体层 X 线机	颅颌定位装置	1. 主机表面消毒剂擦拭 2. 操作按键区避污膜隔离 3. 更换定位保护套
计算机 X 线体层摄影(CT)	颅颌定位装置	1. 主机表面消毒剂擦拭 2. 操作按键区避污膜隔离 3. 更换定位保护套
口腔科 X 线洗片机		1. 主机表面消毒剂擦拭 2. 操作按键区避污膜隔离
辅助显影设备	注射辅助设备	1. 主机表面消毒剂擦拭 2. 操作按键区避污膜隔离 3. 更换注射器

(朱卓立)

参考文献

1. 赵信义.口腔材料学.第5版.北京:人民卫生出版社,2012.

2. 张志君.口腔设备学.第3版.成都:四川大学出版社.

3. 赵佛容.口腔护理学.第3版.上海:复旦大学出版社,2017.

4. 赵佛容,陈燕燕.五官科护理手册.北京:人民卫生出版社,2016.

5. 李继平.护理管理学.第3版.北京:人民卫生出版社,2015.

6. 龚彩霞.唇腭裂的护理.北京:人民军医出版社,2015.

7. 崔福荣,张瑾.现代手术室规范化管理实用手册.北京:人民卫生出版社,2013.

8. 李乐之,路潜.外科护理学.第5版.北京:人民卫生出版社,2012.

9. 杨绮云,刘美斯.洁净手术室布局缺陷的管理干预.医院管理,2012,2(19):159-160.

10. 朱丹,周力.手术室护理学.北京:人民卫生出版社,2008.

11. 洁净手术室温湿度要求.GB 50333—2013.

12. 国家卫生计生委.WS 310.1—2016医院消毒供应中心第1部分:管理规范(代替WS 310.1—2009).

13. 国家卫生计生委.WS 310.2—2016医院消毒供应中心第2部分:清洗消毒及灭菌技术操作常规(代替WS 310.2—2009).

14. 国家卫生计生委.WS 310.3—2016医院消毒供应中心第3部分:清洗消毒及灭菌效果监测标准(代替WS 310.3—2009).

15. 国家卫生计生委.WS 506—2016口腔器械消毒灭菌技术操作常规.

16. 国家卫生计生委医院管理研究所医院感染质量管理与控制中心.医院感染管理文件汇编(1986—2015).北京:人民卫生出版社,2015.

17. 胡必杰,高晓东,倪小平,等.SIFIC医院感染预防与控制临床实践指引.上海:上海科学技术出版社,2013.

18. 石冰.口腔临床实习前培训教材.北京:人民卫生出版社,2015.

19. 国家卫生计生委.WS/T 512—2016医疗机构环境表面清洁与消毒管理规范.

20. 胡静.正颌外科学.北京:人民卫生出版社,2010.

21. 张志愿.口腔颌面外科学.第7版.北京:人民卫生出版社,2012.